机器人乳房重建手术技术

〔韩〕朴炯硕　主编
吴　炅　谷元廷　主审
吕鹏威　廖　宁　主译

河南科学技术出版社
·郑州·

备案号：豫著许可备字-2023-A-0171

图书在版编目（CIP）数据

机器人乳房重建手术技术 / (韩) 朴炯硕主编 . 吕鹏威 , 廖宁主译 -- 郑州 : 河南科学技术出版社, 2024. 11. --ISBN 978-7-5725-1701-3

Ⅰ. R655.8

中国国家版本馆 CIP 数据核字第 202449MA48 号

出版发行：河南科学技术出版社
　　　　　地址：郑州市郑东新区祥盛街27号　邮编：450016
　　　　　电话：（0371）65788613　65788629
　　　　　网址：www.hnstp.cn
责任编辑：李　林
责任校对：董静云
封面设计：李小健
责任印制：徐海东
印　　刷：河南瑞之光印刷股份有限公司
经　　销：全国新华书店
开　　本：787 mm × 1092 mm　1/16　印张：9.25　字数：179千字
版　　次：2024年11月第1版　2024年11月第1次印刷
定　　价：138.00元

参编人员

Jeea Lee MD

Clinical Research Assistant Professor

Department of Surgery, Yonsei University College of Medicine

Breast Cancer Center, Yonsei Cancer Center

Yonsei University Health System, Seoul, Korea

Haemin Lee MD

Clinical Research Assistant Professor

Department of Surgery, Yonsei University College of Medicine

Breast Cancer Center, Yonsei Cancer Center

Yonsei University Health System, Seoul, Korea

Dong Won Lee MD, PhD

Associate Professor

Department of Plastic and Reconstructive Surgery, Yonsei University College of Medicine

Breast Cancer Center, Yonsei Cancer Center

Yonsei University Health System, Seoul, Korea

Seung Yong Song MD, PhD

Associate Professor

Department of Plastic and Reconstructive Surgery, Yonsei University College of Medicine

Breast Cancer Center, Yonsei Cancer Center

Yonsei University Health System, Seoul, Korea

审译人员名单

主　审

吴　炅（复旦大学附属肿瘤医院）

谷元廷（郑州大学第一附属医院）

主　译

吕鹏威（郑州大学第一附属医院）

廖　宁（广东省人民医院）

副主译

杨犇龙（复旦大学附属肿瘤医院）

李靖若（郑州大学第一附属医院）

赵华栋（空军军医大学第二附属医院）

陈　阔（郑州大学第一附属医院）

译　者（按姓氏笔画排序）

马大昌（兰州大学第一医院）

王　廷（空军军医大学第一附属医院）

韦　伟（北京大学深圳医院）

史福军（南方医科大学珠江医院）

朱　丽（上海市第一人民医院）

朱明智（郑州大学第一附属医院）

任重阳（广东省人民医院）

刘　通（哈尔滨医科大学附属肿瘤医院）

刘春军（中国医学科学院整形外科医院）

刘温悦（中国医学科学院整形外科医院）

孙　瑜（吉林省肿瘤医院）

杨小军（空军军医大学第二附属医院）

何留生（广西壮族自治区人民医院）

邹全庆（广西壮族自治区人民医院）

张兆祺（上海市第一人民医院）

张国淳（广东省人民医院）

陈　诚（兰州大学第一医院）

陈双龙（厦门大学附属第一医院）

孟慧敏（空军军医大学第一附属医院）

徐　琰［陆军军医大学陆军特色医学中心（大坪医院）］

崔舜瑀（吉林省肿瘤医院）

樊　东（空军军医大学第二附属医院）

穆　籣（海南医科大学第二附属医院）

主译简介

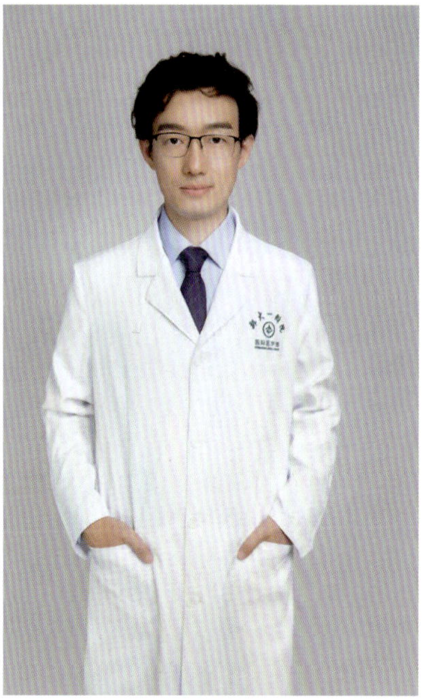

吕鹏威　副教授，副主任医师，医学博士。郑州大学第一附属医院乳腺外二科副主任，郑州大学第一附属医院东院区乳腺外科一病区主任。中国医药教育协会医疗机器人发展促进分会常务委员、乳腺疾病专业委员会委员，中国抗癌协会肿瘤防治科普专业委员会委员，河南省人工智能与机器人医用学会乳腺外科专业委员会主任委员，河南省健康科技学会乳腺专业委员会副主任委员，河南省预防医学会乳腺保健与疾病防治专业委员会副主任委员，河南省研究型医院学会医学科普专业委员会副主任委员等。从事乳腺专业近20年，擅长乳房重建手术、术中放射治疗、达芬奇机器人手术等。发表学术论文20余篇；主译专著《乳腺癌普拉提康复疗法》《整形与重建外科机器人手术学》，主编科普专著《探秘乳房》。获河南医学科技奖二等奖1项，主持河南省医学科技攻关项目1项。

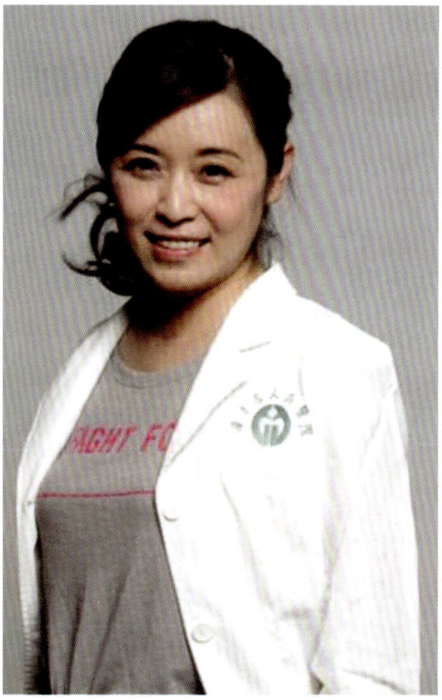

廖宁　教授，主任医师，医学博士，博士生导师。广东省人民医院乳腺外科行政主任。中国抗癌协会乳腺癌专业委员会常委，广东省医师协会乳腺专科医师分会主任委员，广东省医学会机器人外科学分会第一届专业委员会副主任委员，美国肿瘤外科医师协会（SSO）国际理事会理事，国际前哨淋巴结协会（ISNS）国际理事会理事，美国国立综合癌症网络（NCCN）乳腺癌指南（中文版）专家组成员，St Gallen 国际乳腺癌指南（中文版）专家组成员。从事乳腺癌临床工作30余年，擅长乳腺肿瘤微创手术，专长为乳腺癌的早期诊断，以及化疗、靶向治疗、内分泌治疗等结合的综合治疗，以及晚期、难治性乳腺癌的治疗。以第一研究者承担多项国家自然科学基金、国家自然科学青年基金，在国外权威杂志上发表40余篇论著，这些论著已被SCI收录。2015年获首届“羊城好医生”称号；2020年获“广东省三八红旗手”荣誉称号和“中国肿瘤防治青年才俊奖”。

中文版序

我们很难想象，百年前近代临床外科的先驱们，是如何一刀一剪地完成手术的。但是我们仍可清晰地回忆，在三十年前的手术室里，跟着前辈们探索前进的艰辛。今天，当看到这本青年外科专家们精心翻译的书稿，真是思绪万千。

科技改变生活，科技也在改变着医疗实践。

20 世纪 80 年代，腔镜技术在质疑与争议中悄然兴起。“大浪淘沙始见金，沧海济帆终接云。”腔镜技术伴随了一代外科医生的成长，并且在许多领域成了不可或缺的常规技术。在腔镜的辅助下，外科医生在胸腔、腹腔、盆腔等自然腔隙中的操作更加游刃有余。一些优秀的普通外科专家，在乳腺、甲状腺等浅表器官手术中探索了腔镜技术的使用，并且开发出很多创新性的手术方式。

在手术方式持续改进的同时，医疗设备厂商的工程师们也没有停下脚步。几十年来，各种新型手术设备陆续上市。2000 年，直觉外科公司（Intuitive Surgical Inc.）研发出了“达芬奇（da Vinci）”新型机器人手术系统。该系统集成了先进的手术器械及高清的成像系统，能够让外科医生更清晰地观察手术区域，实现更精细的组织剥离、切除和缝合操作。随着机器人手术系统的更新迭代，机器人在普通外科、泌尿外科、心胸外科、妇科等领域得以广泛应用。

在审稿期间，我们得知最新一代的手术机器人系统——达芬奇 5（da Vinci 5），正式获得了美国食品药品监督管理局（FDA）的上市许可，达芬奇单孔机器人系统（da Vinci SP）在国内的注册临床研究也在紧密推进。与此同时，中国的医疗设备公司也在奋起直追，已经有多家国产手术机器人获批上市。医疗科技的进步，必将推动临床实践的变革。

韩国延世大学医学院的朴炯硕（Hyung Seok Park）教授，是国际上较早开展机器人乳腺手术的专家之一。其探索的术式包含了保留乳头乳晕的乳腺切除术、假体乳房重建术、背阔肌组织瓣乳房重建术、腹壁下动脉穿支皮瓣乳房重建术等。朴炯硕教授把自己的经验汇成本书，成为国际上为数不多的机器人乳腺外科手术专著之一。

郑州大学第一附属医院乳腺外科的吕鹏威副教授，近年来致力于腔镜手术、乳房重建手术和机器人手术，在短短 2 年时间内，完成超过 200 例机器人乳房重建手术，积累了丰富的经验，一跃成为国内机器人乳腺外科领域的领军人物之一。

吕鹏威副教授组织全国十余家三甲医院乳腺外科和整形外科的专家，历经半年时间完成了本书的翻译工作。其中大部分译者都具备机器人手术经验和良好的英文基础，使得本书得以原汁原味地展现给大家，以供国内同行参考。

复旦大学附属肿瘤医院　吴　炅

郑州大学第一附属医院　谷元廷

2024 年 5 月 10 日

前　言

在我童年时期，机器人如同脑海中的幻想，就像著名动画片《机动战士高达》和《魔神 Z》中那样，巨大的机器人可以像人类一样运动，这让我着迷不已。尽管在现实中，机器人技术的发展与我童年时的幻想并不相同，但毫无疑问，机器人已经改变了我们生活中的方方面面。从精密复杂的半导体到重型机械，从汽车到飞机制造，众多的行业都在使用自动化机器人。如今，机器人手术系统也在改变着外科医生的理念与临床实践。

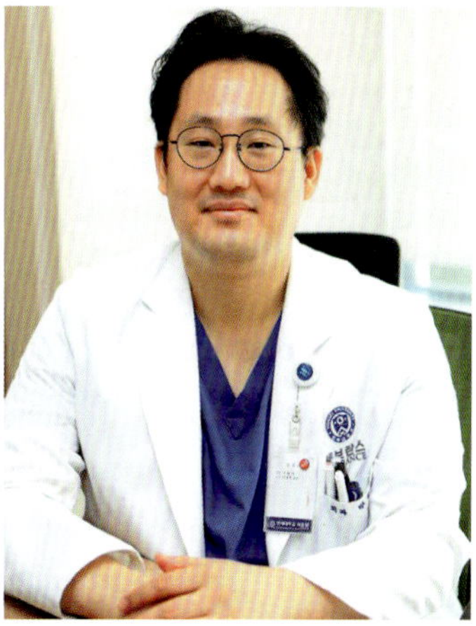

〔韩〕朴炯硕（Hyung Seok Park）教授

几十年来，外科医生一直在使用腔镜系统为患者提供微创手术。对患者来讲，目前并没有证据证实机器人手术会带来更优越的生存数据。但是对外科医生来讲，机器人手术系统无疑能带来更好的操作体验。

几位先驱者把机器人手术系统引入了乳腺外科领域。安德森癌症中心（MD Anderson Cancer Center，MDACC）的 Selber 等人首先利用机器人手术系统进行了背阔肌皮瓣乳房重建手术。欧洲肿瘤研究所（European Institute of Oncology，EIO）的 Toesca 等人进行了机器人辅助保留乳头乳晕的乳腺切除术联合假体即刻乳房重建手术。这些报道引起了许多乳腺外科医生的关注。

之后，法国巴黎 Gustave Roussy 癌症研究中心的 Sarfati 和我各自独立开展了机器人乳腺手术。中国台湾彰化基督教医院的赖鸿文团队开发了一个很好的机器人乳腺手术培训项目。这些专家为机器人乳腺手术的发展做出了巨大贡献，当然还有更多的乳腺外科学者在机器人手术领域进行了探索，恕我不能在本书中逐一列举。

在此，我要感谢 Eun-Ji Kim 护士和 Judy Ye-Jin Park 护士为手术图片提供必要的协助，感谢 Elizabeth Burris 和 Ko Eun Park 医学博士对英文稿件提出的建议。同时，我还非常感谢 Young Moon 护士的亲切交流，以及 Severance 医院机器人与微创手术中心提供的图片和信息。

另外，还要感谢韩国直觉外科公司（Intuitive Surgical Inc., Korea）、强生爱惜康公司（Ethicon）、达林医疗公司（Dalim Medical Corporation）、应用医疗公司（Applied Medical）、RAPHA KOREA、世宗医疗公司（Sejong Medical）和美敦力公司（Medtronic）慷慨地为本书提供产品图片。

本书可供乳腺外科医生或医学生参考，以熟悉机器人乳腺手术的基本原理与临床技术。希望本书可以成为全球外科医生的良师益友，为各位开启机器人乳腺手术的新旅程。

朴炯硕（Hyung Seok Park）

2021 年 2 月 25 日

中文版前言

2024年4月，世界卫生组织国际癌症研究机构、美国癌症协会发表了最新的全球癌症统计报告。全球每年新发癌症病例接近2000万例，其中乳腺癌230万例，仅次于肺癌（248万例）。在女性群体中，乳腺癌仍是发病率最高的恶性肿瘤，占全球女性新诊断癌症病例的1/4和癌症死亡病例的1/6。

近年来，随着乳腺癌筛查和综合治疗水平的显著提高，乳腺癌患者的死亡率以每年超过1%的速度稳步下降。越来越多的女性患者获得长期的生存机会，术后的生活质量也愈加受到重视。

早期乳腺癌保乳手术可以获得不亚于乳房全切的效果，但由于肿瘤的个体差异，很多女性乳腺癌患者在初诊时已经失去了保乳机会。此时，乳房重建手术技术为她们提供了新的选择。

乳房重建是乳腺癌综合治疗的重要组成部分。外科医生在切除肿瘤的同时，运用整形修复技术让患者获得更加满意的外形，有助于提升患者的自信心，让她们更自然地回归正常工作与生活。

无论是选择自体组织还是假体重建，传统开放式的手术都会在乳房表面留下明显的切口瘢痕。近年来，在国内一批中青年专家的推动下，腔镜辅助的乳房重建技术悄然兴起。由于切口隐藏在远离乳房的区域，腔镜技术改善了重建术后的美容效果，同时也降低了假体并发症的发生率。

20世纪80年代，国外出现了机器人辅助的外科活检。2000年，达芬奇（da Vinci）手术机器人系统正式进入人们的视野。20多年来，全球机器人手术病例超过了1400万例，在泌尿外科、妇科、普通外科等传统腔镜技术为优势的学科中发展迅速。机器人系统集成了多学科的先进科技，克服了传统腔镜系统的固有缺陷，突破了人类眼和手的功能极限，扩展了腔镜外科的领域，使微创手术真正实现了“人机合一”。

相较于其他学科，乳腺外科机器人手术起步较晚，缺乏利于推广的操作流程。韩国延世大学医学院的朴炯硕（Hyung Seok Park）教授，在机器人乳腺手术领域进行了诸多有益的尝试，并将丰富的临床手术经验凝聚于本书。在与朴教授的沟通中，我们也充分感受到了他勇于探索的激情。

本书重点介绍了机器人乳腺手术的适应证、手术体位、切口设计、常用器械、手术步骤等内容，细节丰富，图文并茂，为读者还原了各种术式的手术路径。由国内十余家三甲医院专家组成的翻译团队，经过多次讨论，反复修改，力求把这本优秀的著作完美地呈现给国内同行。

复旦大学附属肿瘤医院的吴炅教授与郑州大学第一附属医院的谷元廷教授在审稿过程中给予了很多中肯的意见；河南科学技术出版社的编辑和校对老师在编校过程中辛苦地逐字审校；郑州大学第一附属医院与广东省人民医院乳腺科的几位青年医生完成了很多文字工作。还有多位译者为了准确表述器械名称，与国内外各相关公司反复确认，在此一并感谢，感谢各位为本书出版付出的辛苦劳动。

科技在进步，外科手术技术也在随之更新。机器人系统作为一种工具，为我们的手术提供了无限可能。随着直觉外科公司中国工厂的投入使用，以及多个国产品牌机器人的上市，机器人手术的价格将越来越低。在不远的将来，很多基层医院也将有望常规开展机器人手术，更多的患者也将由此获益。

仅此一本书不可能囊括机器人乳房重建的所有技术，也期望国内相关领域专家在临床实践中，摸索手术技巧，创新手术方式，加强互相合作，共同造福乳腺癌患者。

郑州大学第一附属医院　吕鹏威

广东省人民医院　廖　宁

2024 年 5 月 1 日

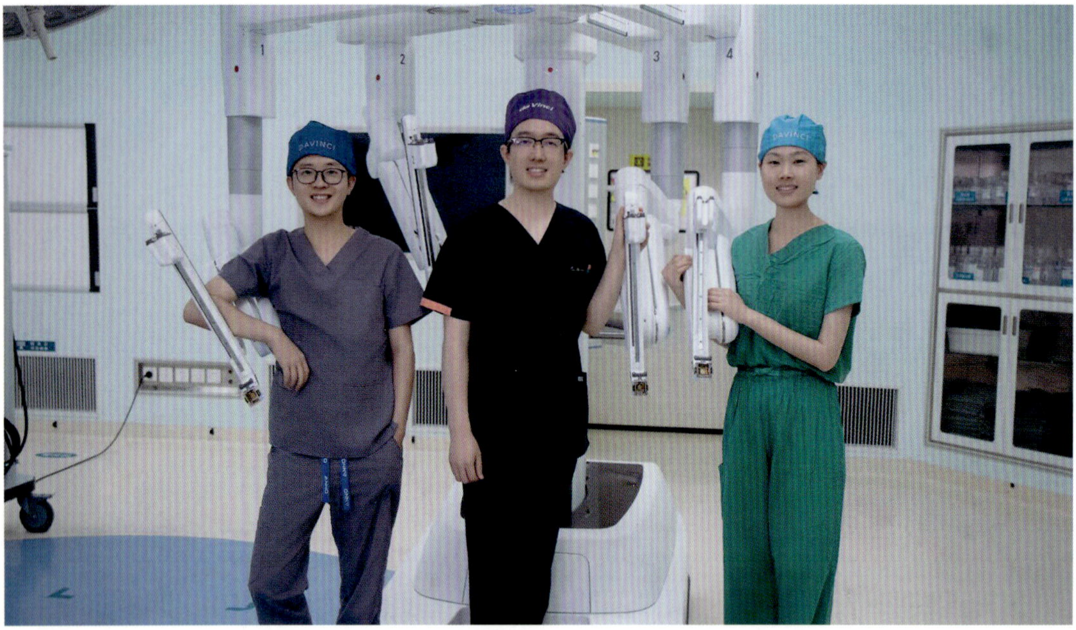

吕鹏威机器人乳腺手术团队

目　录

第 5 部分　机器人即刻自体组织乳房重建手术 /91

附录 /109

第 1 部分

机器人手术简介

1. 机器人手术系统

朴炯硕（Hyung Seok Park），李海敏（Haemin Lee）

早在 1985 年，一种名为"PUMA560"的机器人手术系统，作为一款创新的机械手臂，在非腔镜的神经外科领域活检中首次投入使用。该系统极大地增强了内镜手术及腹腔镜手术的操作性能，因而受到外科领域的高度重视[1]。

美国加利福尼亚州戈利塔市的 Computer Motion 公司研发制造的机器人手术系统 AESOP（Automated Endoscopic System for Optimal Positioning）是首个获得美国食品药品监督管理局（FDA）批准上市的机器人手术系统。1987 年，AESOP 系统完成了首例机器人辅助下的胆囊切除术，这是机器人手术技术的重要里程碑[2]。在韩国，Severance 医院于 1996 年首次报告了使用 AESOP 1000 系统完成胆囊切除术的案例[2]。但是，直至更低经济成本和操作更为简便的新一代机器人手术系统引入韩国市场，机器人手术才逐渐在韩国获得推广[3]。

2000 年，直觉外科公司（Intuitive Surgical Inc.）研发了一种名为"达芬奇（da Vinci）"的新型机器人手术系统。该系统集成了先进的机械操作及高清成像系统。相较于传统的腹腔镜或内镜手术器械，在进行腹腔内小范围或非内脏组织手术时，其精密的"腕式关节"设计能够以更高的自由度模拟外科医生熟练的双手操作。此外，高清成像系统提供的三维放大视图能够让外科医生更清晰地观察手术区域，实现更精细的组织剥离、切除和缝合操作。与初代机器人手术系统相比，达芬奇手术系统的机械臂设计更为紧凑，能够最大限度地减少组织损伤，从而降低术后并发症发生的风险。机器人手术系统的应用，显著提高了手术效果，包括缩短患者住院时间、减轻术后疼痛，以及提高患者的生活质量[4]。

达芬奇手术系统的更新迭代

直觉外科公司至今已经成功研发了四代达芬奇手术系统（图 1-1）。首代达芬奇手术系统于 1999 年面世，即达芬奇标准版（da Vinci Standard）。该系统由三大核心部分组成：遵循人体工学设计的医生控制台、配备四个交互式机械臂的患者手术平台，以及高清的影像处理平台。

2006 年推出的第二代达芬奇手术系统——达芬奇 S 系统（da Vinci S）在原有基础上增强了三维视觉效果，升级了用户使用界面，并通过应用更为先进的手术器械，进一步扩展了手术操作空间。该代系统的增强三维成像技术，具有高达 10 倍的图像放大功能，可以更加逼真地呈现手术视野。

第三代为达芬奇 Si 系统（da Vinci

Si），于 2009 年问世，新增了双操作控制台功能和荧光成像技术，进一步优化了手术操作的灵活性和精确度。

2014 年，第四代达芬奇手术系统——达芬奇 Xi 系统（da Vinci Xi）登场；紧随其后，达芬奇 X 系统（da Vinci X）作为 Xi 的经济版本于 2017 年被推出。与前代相比，达芬奇 Xi 系统拥有更大的工作空间，

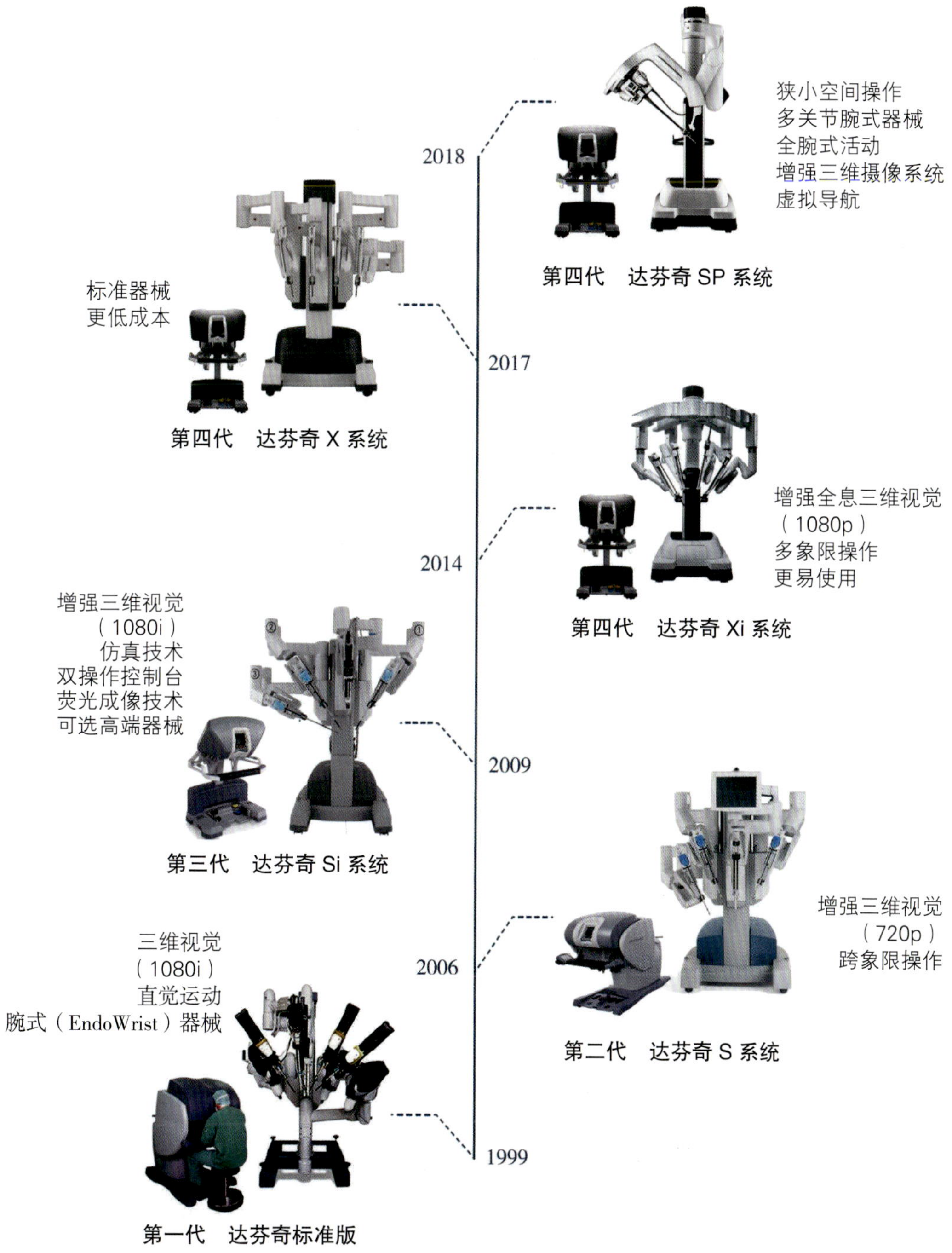

图 1–1　达芬奇手术系统的更新迭代

更适合聚焦解剖部位狭窄的手术。达芬奇 Xi 系统引入了可旋转的吊杆设计，其操作空间是 X 系统的两倍，为外科医生提供了更多的手术入路选择，以及执行复杂多样手术操作的能力。

2018 年推出的达芬奇 SP 系统代表了第四代技术的顶点，专为单孔手术设计，配备了一条可 360° 旋转的机械臂，该机械臂整合了三个多关节操作器械和一个全视角三维高清成像系统。SP 系统的穿刺器直径为 2.5 cm，机械臂在穿刺器套管外部可进行超过 360° 的旋转操作，即便在穿刺器内部，使用的器械也能独立进行超过 360° 的旋转。此外，该系统支持高达 24 cm 的手术深度操作，为外科医生在狭小空间内进行高精度手术操作提供了前所未有的灵活性和准确性[5, 6]。

参考文献

[1] Kwoh YS,Hou J,Jonckheere EA,Hayati S. A robot with improved absolute positioning accuracy for CT guided stereotactic brain surgery. IEEE transactions on biomedical engineering. 1988;35(2):153–160.

[2] Lee WJ. Ten-year Experience of the da Vinci Robotic Surgery At Severance Yonsei University Hospital in Korea. Hanyang Med Rev. 2016;36(4):215–224.

[3] Lee WJ,Hyung WJ,Rha K,Kim J,Song HJ,Lee YA,et al. Current experiences with robotic surgery at Severance Hospital, Yonsei University in Korea. Asian Journal of Endoscopic Surgery. 2010;3(1):8–13.

[4] Leal Ghezzi T,Campos Corleta O.30 Years of Robotic Surgery. World Journal of Surgery. 2016;40(10):2550–2557.

[5] Intuitive. da Vinci Surgery Coustomer Portal: Intuitive Surgical;2019 [cited 2019. Available from: https://www. davincisurgerycommunity. com]

[6] Intuitive. Intuitive,da Vinci,Robotic Surgical System: Intuitive Surgical;2019 [cited 2019. Available from: https://www.intuitive.com/en-us/products-and-services/da-vinci.]

译者注：2024 年 3 月，直觉外科公司宣布，最新的第五代手术机器人系统达芬奇 5（da Vinci 5），获得了美国 FDA 的上市许可。

2. 机器人乳腺切除手术的发展

朴炯硕（Hyung Seok Park）

2012 年，Selber 等人报告了首例采用机器人技术进行的乳腺手术——背阔肌皮瓣（Latissimus Dorsi Flap，LD Flap）乳房重建术，这标志着机器人辅助乳腺手术领域的重大突破[1]。该手术团队成功实施了三例保留乳头乳晕的乳腺切除（Nipple Sparing Mastectomy，NSM）联合即刻假体乳房重建术，以及两例在放疗后采用带蒂皮瓣联合假体乳房的二期重建，所有手术均通过腋窝入路的隐蔽小切口完成联合。此方法激发了更多的外科医生在乳腺手术中应用机器人系统的探索热情。

2013 年，韩国 Severance 医院的朴炯硕教授团队首次进行了机器人辅助乳腺切除联合背阔肌皮瓣一期乳房重建的尸体试验，通过三例尸体试验验证了此类术式的可行性。但是，说服患者接受新的手术方式是比较困难的，这项机器人乳房重建新技术的临床应用实践遇到了挑战。之后的三年内，机器人乳房切除联合即刻乳房重建的临床探索一直处于停滞状态。

与此同时，来自意大利米兰的欧洲肿瘤研究所（European Institute of Oncology，EIO）的 Toesca 等人在 2017 年成功开展了机器人辅助乳腺切除联合即刻乳房重建手术，成为该领域的先行者。他们使用达芬奇 Si 系统完成了三例对侧预防性乳腺切除联合一期假体乳房重建手术，手术通过约 2.5 cm 长的腋窝单孔入路进行。尽管术后产生了因使用电刀导致的短期感觉障碍和轻微淤青并发症，但这些并发症均在一定时间后逐渐恢复，并未发生长期并发症[2]。

2018 年，法国巴黎 Gustave Roussy 癌症研究中心的 Sarfati 等人报道了使用达芬奇 Xi 系统对一名携带 BRCA 突变基因的女性进行预防性乳腺切除联合一期假体乳房重建的成功案例[3]。受到这些成功案例的鼓舞，韩国朴炯硕教授的团队于 2016 年在亚洲首次开展了机器人系统辅助乳腺切除联合一期假体乳房重建手术，其采用了无须充气的手术技术，术中使用了 Chung 设计的专用拉钩，在此之前此拉钩已成功应用于内镜或机器人辅助的经腋窝入路甲状腺切除术[4]。

随着机器人手术系统在乳腺手术中的应用越来越广泛，包括中国台湾彰化基督教医院的赖鸿文（Lai）团队、新光吴火狮纪念医院的郑翠芬（Cheng）团队、长庚纪念医院的郭文玲（Kuo）团队，以及法国马赛 Paoli Calmettes 学院的 Houvenaeghel 团队在内的其他先行者也开始探索并分享了他们在机器人乳腺手术领域的早期经验[5-8]。

参考文献

[1] Selber JC,Baumann DP,Holsinger FC. Robotic

latissimus dorsi muscle harvest: a case series. Plastic and reconstructive surgery. 2012;129(6):1305–1312.

[2] Toesca A, Peradze N,Galimberti V, Manconi A, Intra M, Gentilini O,et al. Robotic Nipple-sparing Mastectomy and Immediate Breast Reconstruction With Implant: First Report of Surgical Technique. Annals of surgery. 2017;266(2):e28–e30.

[3] Sarfati B, Honart JF,Leymarie N,Rimareix F, Al Khashnam H,Kolb F. Robotic da Vinci Xi-assisted nipple-sparing mastectomy: First clinical report. The breast journal. 2018;24(3):373–376.

[4] Park HS, Kim JH,Lee DW,Song SY,Park S, Kim SI,et al. Gasless Robot-Assisted Nipple-Sparing Mastectomy: A Case Report. Journal of breast cancer. 2018;21(3):334–338.

[5] Cheng F, editor Embracing minimally invasive surgery: the era of endoscopic and robotic breast surgery. International Endoscopic and Robotic Breast Surgery Symposium; 2019.

[6] Houvenaeghel G,Bannier M,Rua S, Barrou J, Heinemann M,Knight S,et al. Robotic breast and reconstructive surgery: 100 procedures in 2-years for 80 patients. Surgical oncology. 2019;31:38–45.

[7] Kuo W-L,Huang J-J,Huang Y-T,Chueh L-F,Lee J-T,Tsai H-P,et al. Robot-assisted Mastectomy Followed by Immediate Autologous Microsurgical Free Flap Reconstruction: Techniques and Feasibility in Three Different Breast Cancer Surgical Scenarios. Clinical Breast Cancer. 2019.

[8] Lai HW,Lin SL,Chen ST,Chen SL,Lin YL, Chen DR, et al. Robotic Nipple-sparing Mastectomy and Immediate Breast Reconstruction with Gel Implant. Plastic and Reconstructive Surgery Global Open. 2018;6(6):e1828.

3. 机器人乳腺切除手术的现有证据

朴炯硕（Hyung Seok Park），李智雅（Jeea Lee）

在 Toesca 等人报道首例成功进行机器人保留乳头乳晕的乳腺切除联合一期假体乳房重建术之后，关于机器人辅助乳腺切除及乳房重建的研究逐渐增多[1-8]。

Sarfati 等人使用前瞻性研究评估了 BRCA 基因突变者通过机器人手术系统进行预防性乳腺切除的安全性和可行性[7]。朴炯硕等人探索了采用无充气或单孔手术等多种技术进行机器人乳腺切除的可能性[5]。

2020 年，赖鸿文（Lai）等人进行的病例对照研究比较了机器人乳腺切除与腔镜下乳腺切除的手术效果和学习曲线[9]。郑翠芬（Cheng）等人分享了在缺乏腔镜下乳腺切除经验的情况下进行机器人乳腺切除的早期经验[1]。郭文玲（Kuo）等人通过发布三例机器人辅助乳腺切除术后进行皮瓣乳房重建的案例，验证了机器人手术系统在乳腺癌治疗中广泛应用的潜力[3]。Houvenaeghel 等人讨论了机器人乳腺切除在新辅助化疗或放疗后进行假体或自体组织乳房重建中的潜在适应证。

2019 年，Toesca 等人首次报道了机器人乳腺切除在肿瘤安全性方面的短期随访数据，为该技术的肿瘤学安全性提供了初步证据。基于这些研究和临床经验，专家一致认为，为了进一步验证机器人乳腺手术的有效性和安全性，需要进行更大规模的长期随访研究。

2019 年，一个具有国际代表性的专家组制定了关于机器人乳腺切除术的专家共识。通过广泛讨论，他们就机器人乳腺切除术的实施指南及适应证、禁忌证、技术要点、患者评估、结果评估、培训和学习曲线评价等六大领域共 52 项议题达成了一致意见，为未来该领域的研究和实践提供了重要指导。表 3-1 列出了近期有关机器人乳腺切除和一期乳房重建的研究[9]。

表 3-1　近期有关机器人乳腺切除和一期乳房重建的研究列表

研究（年）	研究类型	例数	年龄（中位年龄，范围）	适应证［*n*，（%）］	方法
Toesca[10]（2019）	前瞻性	94	42 岁（24~59 岁）	导管癌 30（31.9%） 小叶癌 6（6.4%） 浸润性癌 3（3.2%） 原位癌 21（22.3%） 预防性切除 34（36.2%）	充气法
Sarfati（2018）	前瞻性	63	37 岁（24~52 岁）	预防性切除 62（98.4%） 治疗性切除 1（1.6%）	充气法

续表

研究（年）	研究类型	例数	年龄（中位年龄，范围）	适应证［n，（%）］	方法
Park（2019）	回顾性	12	46 岁（29~52 岁）	良性 2（16.7%） DCIS 1（8.3%） IDC 9（75%）	充气法 2（16.7%） 非充气法 10（83.3%）
Lai（2020）	前瞻性	131	48 岁 ±8 岁 *	治疗性切除 131	RNSM40 ENSM91
Cheng（2019）	回顾性	47	N/A	N/A	充气
Kuo（2019）	回顾性	3	32~37 岁	DCIS 2 IDC 1	RNSM2 RSSM1
Houvenaeghel（2019）	前瞻性	80	53.3 岁（21~83 岁）	早期肿瘤 58 局部进展肿瘤 21 预防性切除 1	RLDFR73 （含 RM26） RM 8

研究（年）	重建方式	机器人手术时长（min）	乳腺重量（g）	并发症
Toesca（2019）	DTI 84（89.4%） T/E 10（10.65%）	120（47~230）	N/A	感染 2（2.1%），血肿 4（4.3%），坏死 1（1.1%），腋网综合征 1（1.1%），植入物外露 1（1.1%），结痂 4（4.3%），血清肿 5（5.3%），红斑 1（1.1%），植入物取出 2（2.1%）
Sarfati（2018）	DTI 55 T/E 8	N/A	78~330	中转开放 1（1.6%），感染 3（4.8%），感觉缺失 1（1.6%），植入物翻转 1（1.6%）
Park（2019）	DTI 3（25%） T/E 9（75%）	351（267~480）	225.5（150~436）	皮肤缺血 2（16.7%），乳头缺血 1（8.3%）
Lai（2020）	DTI（131，100%）	241 ± 61*	286 ± 108*	腋窝切口延期愈合 2（5%），部分乳头缺血 1（2.5%），血清肿 2（5%），水症 2（5%），皮肤缺血 2（5%）
Cheng（2019）	N/A	N/A	N/A	N/A
Kuo（2019）	PAP 2 DIEP 1	88（73~125）	201（130~272）	N/A
Houvenaeghel（2019）	RLDF 40 LDF 5 RLDF+ 假体 28 假体 7	301（127~495）	330（50~1500）	血肿 11，感染 2，水疱 10

*：平均值；DCIS：导管内癌；DTI：即刻假体植入；IDC：浸润性导管癌；RNSM：机器人保留乳头乳晕的乳腺切除术；ENSM：内镜下保留乳头乳晕的乳腺切除术；RSSM：机器人保留皮肤的乳腺切除术；RLDFR：机器人背阔肌皮瓣重建；RM：机器人乳腺切除术；T/E：组织扩张器；PAP：股深动脉穿支皮瓣；DIEP：腹壁下动脉穿支皮瓣；RLDF：机器人背阔肌组织瓣；LDF：背阔肌组织瓣。

参考文献

[1] Cheng F;editor Embracing minimally invasive surgery:the era of endoscopic and robotic beast surgery.International Endoscopic and Robotic Breast Surgery Sympo-sium;2019.

[2] Houvenacghel G,Bannier M,Rua S,BarouJ. Heincrnann M,Knight S,et al.Robotic breast and reconstructive surgery:100 procedures in 2 years for 80 patients.Surgical oncology.2019;31:38-45.

[3] Kuo WI,HuangJ-J.Huang Y-T ChuchL-F.Lee JT TaiH-P et al.Robot-assisted Mastectomy Followed by Immediate Autologous Microsurgical Free Flap Reconstruction:Techniques and Feasibility in Three Different Breast Cancer Surgical Seenarios. Clinical Breast Cancer.2019.

[4] Lai HW,Toesca A,Sarfati B,Park HS,Houvenacghel G,Selber JC,et al.Consensus Statement on Robotic Mastectomy-Expert Panel From International Endoscopicand Robotic Breast Surgery Symposium (IERBS)2019. Annals of surgery.2020.

[5] Park HS,Kim JH,Lee DW,Song SY,Park S,Kim SI,et al.Gasless Robot Asisted Nipple Sparing Mastectomy:A Case Report.Journal of breast cancer.2018;21(3):334-338.

[6] Pirk HS,Lee J,Lee DW,Song SY,Lew DH,Kim SI,et al.Robot-assisted Nipple-sparing Mastectomy with lmmediate Breast Reconstruction:An Initial Experienec.Stientifie reports.2019;9(1):15669.

[7] Sarfati B,Struk S,Leymarie N,Honart F AlkhahnamH.Tran de Fremicourt K,et al.Robotic Prophylactic Nipple-Sparing Mastectomy with Immediate Prosthetic Breast Reconstruction:A Prospective Study.Annals of surgical oncology.2018;25(9):2579-2586.

[8] Toesca A,Peradze N,Galimberti V.Mangoni A,Intra M,Gentlini O,et al Rabotic Nipple- sparing Mastectomy and Immediate Breast Reconstruction With Implant: First Report of Surgical Technique. Annals of surgery.2017;266(2):e28-e30.

[9] Lai H-w,Chen ST,Tat C-M,Lin S-L,Lin Y J,Huang R H,et al.Robotic-Versus Endoscopic-Assisted Nipple-Sparing Mastectomy with Immediate Prosthesis Breast Reconstruction in the Management of Breast Cancer:A Case-Control Comparison Study with Analysis of Clinical Outcomes,Learning Curve,Patient-Reported Aesthetie Results,and Medical Cost.Annals of surgical oncology.2020.

[10] Toesca A,Invento A,Masari G,Girardi A,Peradze N,Lissidini G,Sangalli C,Maisonneuve P;Manconi A,Got-tardi A,Baker JL,Bottiglieri L,Naninato P.Farante G,Magnoni F.De Scalzi A.Corso G,Collconi M,De Loren-zi E Sacchini V,Galimberti V,Intra M,Rietjens M.Vero-nesi P.Update on the Feasibility and Progress on Robotic Breast Surgery. Ann Surg Oncol.2019 Oct;26(10):3046-3051. doi:10.1245/s10434-019-07590-7.Epub 2019 Jul 24.PMID:31342391;PMCID:PMC7493284.

4. 美国 FDA 关于机器人乳腺手术的警告

朴炯硕（Hyung Seok Park）

2019 年 2 月，美国 FDA 发布了一份关于在女性疾病治疗中使用机器人辅助设备的安全通告，提醒医疗专业人员在进行乳腺切除和其他癌症相关手术时应保持高度谨慎，但部分特定类型的机器人手术则被排除在外（图 4–1）[1]。该通告详细列出了 10 条事项，包括目标受众、医疗专业背景、设备介绍、使用目的、使用中存在的问题、患者建议、医疗工作者建议、FDA 的批准情况、问题上报机制，以及其他资源和联系信息等内容。

简而言之，美国 FDA 强调，相比传统手术方法，在癌症治疗和预防性手术方面，采用机器人手术系统的益处与风险尚未明确。为此美国 FDA 开展了一项比较微创手术与传统开放式手术治疗宫颈癌的研究[2]。该研究发现，微创手术的长期生存率低于开放式手术。截至目前，美国 FDA 尚未明确授权任何机器人手术系统用于癌症治疗和预防，其中也包括乳腺切除术。这一立场成了机器人手术系统在美国乳腺癌治疗、预防应用和推广中的主要障碍。

尽管美国 FDA 对机器人手术系统在安全性和效益方面持保留态度，但许多关于使用机器人系统进行内镜或腔镜下癌症相关手术的报道仍不断涌现[1]。在多个发达国家，机器人手术系统的应用范围已经从泌尿系统肿瘤扩展到包括结直肠手术、胃切除术、肝切除术、甲状腺切除术乃至胰十二指肠切除术在内的其他癌症手术治疗[3-5]。

Pai 等人汇总了现有文献中关于使用机器人进行全直肠系膜切除治疗直肠癌的证

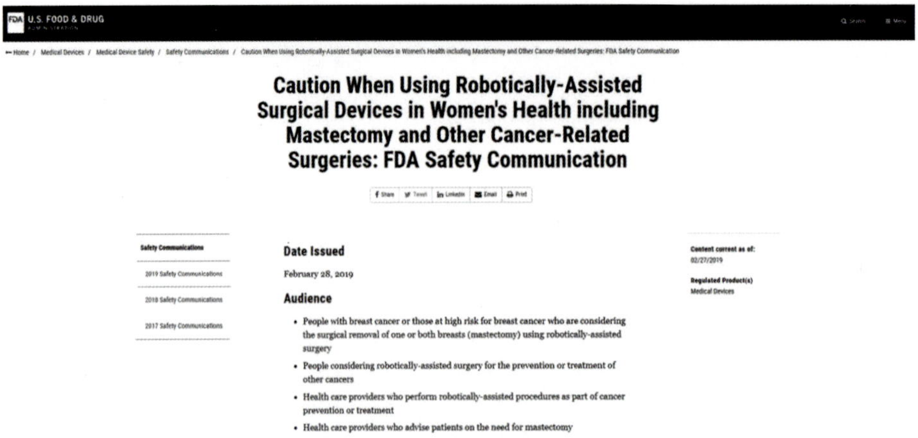

图 4–1 美国 FDA 在其官方网站上的警告

据[5]。Marano 等人进行的一项系统回顾性荟萃分析确认了机器人手术在治疗胃癌方面相比腹腔镜和开放手术具有明显优势，包括较低的出血风险和较短的住院时间[4]。Abood 和 Tsung 的数据分析也支持机器人辅助肝切除术在估计出血量、住院时间和并发症管理方面的实用性与安全性[3]。

Kim 等人的研究表明，机器人甲状腺切除术在总体满意度和美容效果方面均优于传统手术[6]。Guerrini 等人进行的系统回顾性荟萃分析显示，与腹腔镜手术相比，机器人远端胰腺切除术在脾脏保留率及住院时间缩短方面表现更佳[7]。值得注意的是，此类采用机器人手术系统的研究案例大多都是在美国进行的[3, 5, 8-9]。

传统的保留乳头乳晕的乳腺切除术旨在保留乳头乳晕复合体及乳房皮肤罩，同时切除位于乳头乳晕下方的所有乳腺组织。机器人辅助乳腺切除术遵循相同的手术原则，并通过其三维放大视野及精准控制的机械臂，在切除乳房组织时优化了浅表及深层组织的解剖，确保了手术区域的安全性。2019 年，在中国台湾举办的国际内镜与机器人乳腺外科研讨会（International Endoscopic and Robotic Breast Surgery Symposium，IERBS）上，专家组一致认同机器人辅助乳腺切除术的适应证应与传统乳腺切除术相同[10]。

Toesca 等人报告了接受机器人辅助乳腺切除术的女性患者在短期内肿瘤学安全性更高，且术后 90 天内的并发症发生率较低[11]。一项随机临床试验表明，与传统乳腺切除术相比，机器人辅助乳腺切除术的并发症发生率并无显著差异，但患者的满意度和生活质量得到显著提高，表明机器人辅助乳腺切除术具有明显优势[12]。

鉴于目前仍缺乏大样本和长期随访的研究证据，在采用机器人手术系统进行乳腺切除时，医生仍需保持高度谨慎。为了有效实施机器人辅助乳腺切除术，开展合理的培训课程是必要的。初学者缺乏系统的培训也是限制机器人辅助乳腺切除术推广的一个主要因素。Severance 医院的机器人与微创手术中心为即将开展机器人乳腺手术的外科医生提供了基础训练和动物实验的机会。如有更高的操作需求，外科医生还可以向中心申请进行尸体实验。接下来的章节将简要介绍 Severance 医院机器人与微创手术中心的培训项目。

参考文献

[1] U.S. Food &Drug administration Caution When Using Robotically-Assisted Surgical Devices in Women's Health including Mastectomy and Other Cancer-Related Surgeries:FDA Safety Communication.In:Education tDolaC,editor. Silver Spring, MD2019.

[2] Ramirez P T,Frumovitz M,Pareja R,Lopez A,Vieira M,Ribeiro R,et al.Minimally Invasive versus Abdominal Radical Hysterectomy for Cervieal Cancer,New England Journal of Medicine.2018; 379(20):1895–1904.

[3] Abood GJ,Tsung A.Robot-assisted surgery:improved tool for major liver rescetions?Journal of hepato-biliary-pancreatic scicnees,2013;20(2):151–156.

[4] Marano A,Choi YY,Hyung WJ,Kim YM,Kim J,Noh SH.Robotic versus Laparoscopic versus Open Gastrectomy:A Meta-Analysis.Journal of gastrie cancer.2013;13(3):136–148.

[5] Pai A,Melich G,Marecik SJ,Park JJ,Prasad

LM.Current status of robotic surgery for rectal cancer:A bird's eye view.Journal of minimal acecss surgery.2015;11(1):29–34.

[6] Kim WW,Jung JH,Lee J,Kang JG,Back J,Lee WK,et al.Comparison of the Quality of Life for Thyroid Cancer Survivors Who Had Open Versus Robotic Thyroidectomy.Journal of laparoendoscopic &advanced surgical techniques Part A.2016;26(8):618–624.

[7] Guerrini GR,Lauretta A,Belluco C,Olivicri M,Forlin M,Basso S,et al.Robotic versus laparoscopic distal pancreatectomy:an up-to-date meta-analysis.BMC Surgery. 2017;17(1):105.

[8] Mohamed SE,Saeed A,Moulthrop T,Kandil E.Retroau-ricular robotic thyroidectomy with concomitant neck-lift surgery:Annals of surgical oncology.2015;22(1):172.

[9] Sebastian R,Howell MH,Chang KH,Adrales G,Magnuson T,Schweitzer M,et al.Robot-assisted versuslaparoscopic Roux-en-Y gastric bypass and sleeve gastrectomy:a propensity score-matched comparative analysisusing the 2015-2016 MBSAQIP database.Surg Endosc.2019;33(5):1600–1612.

[10] Lai HW,Toesca A,Sarfati B.Park HS,Houvenaeghel G,Selber JC,et al.Consensus Statement on Robotic Mastectomy-Expert Panel From International Endoscopic and Robotic Breast Surgery Symposium (IERBS)2019. Annals of surgery. 2020.

[11] Toesca A,Invento A,Massart G,Girardi A,Peradze N,Lissidini G,et al.Update on the Feasibility and Progress on Robotic Breast Surgery.Annals of surgical oncology. 2019; 26(10):3046–3051.

[12] Toescn A.Recent progress in endoscopic breast surgery and robot-assisted mastectomy.Global Breast Cancer Conference 2019;2019;Songdo Convensia,Incheon,Korea:Korean Breast Cancer Society;2019.

第 2 部分

培训中心和围手术期准备

5. 机器人乳腺切除术培训中心

朴炯硕（Hyung Seok Park）

韩国 Severance 医院机器人与微创手术中心介绍

2008 年，Severance 医院与直觉外科公司合作建立了 Severance 医院机器人与微创手术中心（MIS 中心）（图 5-1），旨在提供全面的系统化培训课程，以支持多个外科领域（包括普通外科、泌尿外科、妇科、心胸外科、耳鼻喉科及神经外科）的医生掌握机器人手术这种新技术。

该中心目前已成为亚洲第二大经过认证的培训机构，吸引了来自世界各地的外科医生参与培训，且进行手术案例的观摩。其是一个综合性、专业化、系统化的培训平台，旨在提升外科医生在机器人手术领域的专业技能和知识水平。

Severance 医院机器人与微创手术中心提供包括模拟器培训、系统操作培训、案例观摩、进阶课程等在内的多样化培训项目。这些培训项目旨在通过不同阶段和层次的课程，满足外科医生从基础到高级阶段的学习需求。想要了解更多详细信息，可通过 MIS 中心的官方网站或电子邮件进行联系咨询。

案例观摩

Severance 医院提供的案例观摩课程，每年吸引逾百名学员，覆盖多个临床科室，这些科室在机器人手术技术上均有成熟的实践和应用。课程设置允许参与者实时观摩手术过程，以促进学习和理解。

基本训练

本课程通过使用实验动物来模拟真实的人体手术操作，为外科医生及助手提供实际操作的机会，旨在通过实践使学习过程更加安全、高效。此项目是与直觉外科公司合作开展的。

高级课程

针对机器人手术的特定技能，Severance 医院专门规划设计了高级课程，如直肠低位前切除术、经口机器人手术、乳腺切除术等，结合手术案例观摩和尸体解剖训练，对临床操作进行针对性指导。

外科研讨会

Severance 医院机器人与微创手术中心提供充足的操作空间和实验室所需设备，外科医生可分享腹腔镜和机器人手术方面的经验与技巧，来互相促进专业技能的提升。

护士培训

手术室护士亦可参与培训，包括实地手术室参观、参与临床应用体验，以及学习操作和管理机器人手术系统，以配合医生进行机器人手术，营造高效的手术环境。

其他

1. 模拟器训练

基于对机器人系统的了解，通过操作机器人手术模拟台进行技能熟练度的训练。

2. 腹腔镜训练

利用腹腔镜训练设备学习操作腹腔镜器械，练习缝合等技巧。

3. 观摩计划

为对机器人手术感兴趣的医学生、住院医生、外科医生及外科专家设置，提供观摩机器人手术和实际操作的机会。

4. Severance 医院机器人兴趣班

Severance 医院机器人兴趣班是自 2010 年起，Severance 医院机器人与微创手术中心定期举办的社会福利项目，旨在提高儿童和青少年对手术机器人的兴趣，培养未来潜在的行业人才。

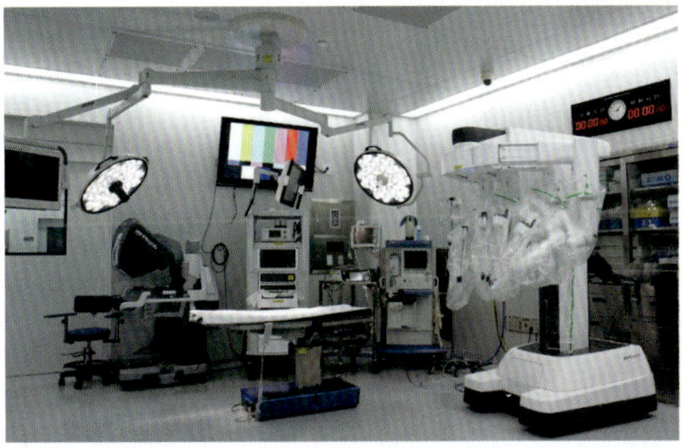

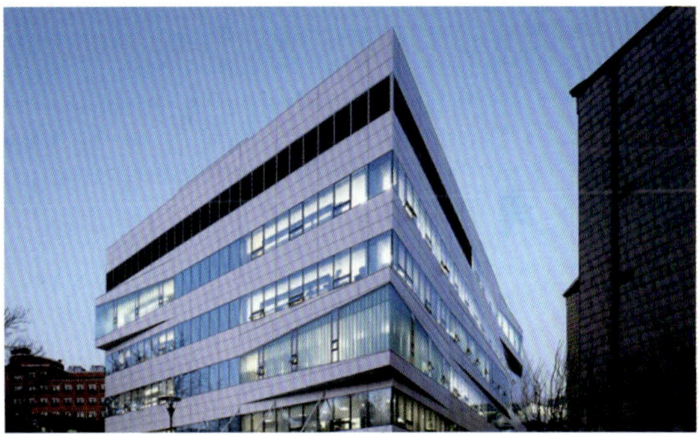

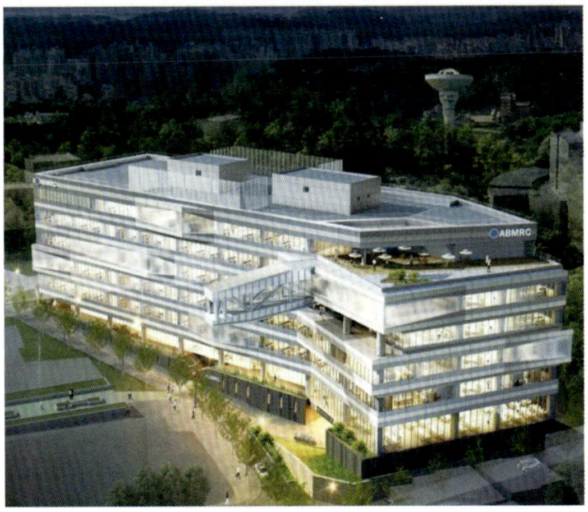

图 5-1　Severance 医院机器人与微创手术中心

地址：（03722）韩国首尔西大门区延世路 50-1
电话号码：82-2-2228-6320
传真：82-2-312-2538
E-mail：robotcenter@yuhs.ac
网址：http://robotmis.iseverance.com

6. 机器人乳腺切除术的适应证

朴炯硕（Hyung Seok Park）

机器人保留乳头乳晕的乳腺切除术（Robotic nipple-sparing mastectomy，RNSM）与传统保留乳头乳晕的乳腺切除术（Conventional nipple-sparing mastectomy，CNSM）的适应证基本相同，但肿瘤直接侵犯乳头-乳晕复合体（Nipple-areola complex，NAC）或皮肤情况为RNSM的禁忌。如果术前影像学检查提示NAC或皮肤有肿瘤侵犯的情况，建议在手术中进行快速冰冻病理活检以明确肿瘤的浸润范围。若活检结果显示肿瘤累及，则需进行进一步扩大切除皮下组织，甚至切除NAC或皮肤。如果是术后常规病理发现的切缘阳性，则需要二次手术。对于接近NAC或浅表皮肤的局部病变，进行辅助放疗也是一个可以考虑的选项。进行多学科会诊（Multi-Disciplinary Treatment，MDT）有助于制订科学的决策。

术前还应评估乳头或皮肤坏死的高危因素，以筛选适合RNSM的患者。因为手术瘢痕可能影响NAC或乳房皮肤的血供，从而增加乳头或皮肤坏死的风险[1]。年龄[2]、体重指数（BMI）[3]、吸烟史[4]、高血压[5]、糖尿病[6]、切口方式、皮瓣厚度[7]、乳房大小[2]等因素均为乳头或皮肤坏死的危险因素。有放射治疗史也是危险因素之一，因为放射可能引起纤维化或假体的包膜挛缩[8]。

在2019年的国际内窥镜与机器人乳腺手术研讨会（International Endoscopic and Robotic Breast Surgery Symposium，IERBS）上，由10位外科医生组成的专家小组发布了共识声明，作为机器人乳腺切除术的标准化指南，明确了手术的适应证与禁忌证

表6-1　改良Delphi法机器人乳腺切除术的最终共识（适应证和禁忌证）

适应证	患者因素	1. 机器人乳腺切除术适用于乳房小到中等大小的女性
		2. 机器人乳腺切除术适用于C或C罩杯以下的女性
	疾病因素	3. 机器人乳腺切除术适用于临床肿瘤大小≤5 cm（T3及以下）的女性，肿瘤与皮肤的距离至少为3 mm及以上，术前影像学显示肿瘤未累及NAC
		4. 机器人乳腺切除术适用于临床分期ⅢA（T3，N1-2）以下的女性乳腺癌患者，对于新辅助治疗有良好疗效的病例需告知患者辅助放疗的可能，对于美观需求较强的患者请谨慎考虑
		5. 机器人乳腺切除术适用于需要前哨淋巴结活检的女性，可以单独使用放射性同位素法。对于新辅助化疗后的特定病例，建议采用双示踪法
		6. 机器人乳腺切除术适用于临床淋巴结阴性的女性乳腺癌患者

续表

适应证	疾病因素	7. 机器人乳腺切除术适用于腋窝疾病负担较低的女性患者，选择肿瘤生物学良好的病例，如 Luminal A 亚型或前哨淋巴结仅微转移的病例
适应证	疾病因素	8. 机器人乳腺切除术适用于没有临床和影像学证据表明皮肤受累的女性
适应证	疾病因素	9. 机器人乳腺切除术适用于任何象限的乳腺肿瘤
适应证	预防性手术	10. 机器人乳腺切除术适用于需要预防性乳腺切除术的女性
禁忌证	患者因素	1. 对于乳房严重下垂或 D 罩杯以上的女性来说，机器人乳腺切除术虽然并非禁忌证，但术后效果不理想，而且在技术上具有挑战性。在对侧乳房没有进行缩乳或上提等对称性手术的情况下，直接使用机器人乳腺切除术并一期假体重建，可能导致不理想的美容效果
禁忌证	患者因素	2. 对于一般情况较差且患有多种合并疾病的女性，由于手术时间较长，不建议处于学习曲线阶段的外科医生为此类女性进行机器人乳腺切除术，以避免术后并发症的风险
禁忌证	疾病因素	3. 机器人乳腺切除术不推荐用于临床 NAC 受累者，因为机器人乳腺切除术的主要指征是保留全部皮肤和乳头的乳腺切除术
禁忌证	疾病因素	4. 机器人乳腺切除术不推荐用于炎性乳腺癌（T4d 病变）的女性
禁忌证	疾病因素	5. 机器人乳腺切除术不推荐用于临床皮肤受累（T4d 病变）的女性
禁忌证	疾病因素	6. 对于临床或影像学存在胸大肌受累的女性患者不能直接置入假体重建
禁忌证	疾病因素	7. 有临床或放射学证据表明胸壁侵犯的女性不推荐机器人乳腺切除术
禁忌证	超适应证	8. 除非有Ⅲ级及以上的证据，否则不推荐机器人乳腺切除术用于超出本共识声明中所述的适应证

经 Wolters Kluwer 公司许可，改编自 Lai et al. Ann.Surg.June 2020–Volume 271–Issue 6–p1005–1012[9].

（表 6–1）。根据该共识，适合进行机器人乳腺切除术的女性包括：C 罩杯及以下，肿瘤大小 T3 及以下，术前影像学显示肿瘤与皮肤的最小距离至少为 3 mm，无 NAC 和皮肤受累的患者[9]。

参考文献

[1] Jensen JA,Orringer JS,Giuliano AE.Nipple-Sparing Mastectomy in 99 Patients With a Mean Follow-up of 5 Years.Annals of Surgical Oncology.2011;18(6):1665–1670.

[2] Chirappapha P,Petit JY,Rietjens M,De Lorenzi E,Garusi C,Martella S,et al.Nipple-Sparing mastectomy:doesbreast morphological factor related to necrotic complica-tions?Plastic and reconstructive surgery Global open. 2014;2(1):e99.

[3] Davies K,Allan L,Roblin P,Roas D,Farhadi J.Factors affecting post-operative complications following skin sparing mastectomy with immediate breast reconstruction.Breast (Edinburgh.Scodand).2011;20(1):21–25.

[4] Algaithy ZK,Petit JY,Lohsiriwar V,Maisonneuve P,Rey PC,Baros N,et al.Nipple-Sparing mastectomy:can we predict the factors predisposing to necrosis?European journal of surgical oncology:the journal of the European Society of Sungical Oncology and the British Asociation of Surgical Oncology.2012;38(2):125–129.

[5] MeCarthy CM,Mehrara BJ,Riedel E,Davidge

K,Hin-son A,Disa JI,et al.Predicting complications following expander/implant breast reconstruction:an outcomes analysis based on preoperative clinical risk.Plastic and reconstructive surgery.2008;121(6):1886–1926.
[6] Hulman CS,Daiza S.Skin-sparing mastectomy flap complications after breast reconstruction:review of incidence,management,and outcome.Annals of plastic surgery.2003;50(3):249-55;discussion 55.
[7] Garwood ER,Moore D,Ewing C,Hwang ES,Akarado M,Foster RD,et al.Total skin-sparing mastectomy:complications and local recurrence rates in 2 cohorts of patients.Annals of surgery.2009;249(1):26–32.
[8] Rosato RM,Dowden RV.Radiation therapy as a cause of capsular contracture.Annals of plastic surgery.1994;32(4):342–345.
[9] Lai HW,Toesca A,Sarfati B,Park HS,Houvenacghel G,Selber JC,et al.Consensus Statement on Robotic Mastectomy-Expert Panel From International Endoscopic and Robotic Breast Surgery Symposium(ERBS)2019.Annals of surgery.2020.

7. 机器人乳腺切除术的术前准备

朴炯硕（Hyung Seok Park）

知情同意

书面知情同意书应包含手术目的、预期结果、手术过程、采用的方法、预计时间、机器人保留乳头乳晕的乳腺切除术（Robotic nipple-sparing mastectomy，RNSM）可能引发的并发症及其他可选的治疗方案等信息，以全面告知患者关于保留乳头乳晕的乳腺切除术及乳房重建可能遇到的常见问题。此外，笔者所在的医院还向患者提供美国食品药品监督管理局（FDA）有关机器人手术的 7 条建议。

这些建议中明确提到，由于缺乏足够的循证医学数据，目前美国 FDA 尚未批准机器人手术系统在美国用于执行与癌症相关的手术。但是，你也可以向患者解释，在其他国家的一些研究中，已经有一些关于短期肿瘤安全性及术后并发症发生率的初步数据。

尽管美国 FDA 已批准机器人手术系统用于其他类型的手术操作，如机器人辅助的前列腺切除术，但乳腺切除术的应用尚未得到批准。FDA 强烈建议在手术前需要进行机器人手术系统的使用培训，如韩国 Severance 医院机器人与微创手术中心提供的手术观摩和培训项目。在获取患者的知情同意时，必须明确告知患者主刀医生在执行机器人乳腺切除术方面的丰富经验、相关培训及预期的手术结果，同时也应当向患者清楚说明手术的潜在风险及其他可替代的手术方式（图 7–1）。

在美国，使用合法销售的机器人系统进行新术式的临床研究时，要受到 FDA 的监管。在美国进行机器人乳腺切除术，需要向 FDA 的研究性器械豁免（IDE）系统报告（图 7–2）。患者和医疗专业人员可以通过 FDA 提供的网站获取有关机器人手术系统可能的副作用或并发症信息（图 7–3）。

对于美国以外国家的医疗工作者，请务必遵守本国关于使用机器人手术系统进行乳腺切除术的法律和规定。

机器人乳腺癌手术知情同意书

1. 手术目的和预期结果

乳腺癌手术（包括传统手术和机器人手术）的主要目的有 3 条。

（1）切除乳腺癌。

（2）确定是否进行辅助治疗及采用何种治疗方法(如放疗、化疗、内分泌治疗或靶向治疗）。

（3）通过评估肿瘤大小、淋巴结转移等情况为肿瘤进行分期，以评估肿瘤预后。

机器人手术只是微创手术的一种形式，并不会降低肿瘤的复发风险。与传统的外科手术相比，机器人手术有其特定的优势。如可以通过 3~6 cm 的小切口完成手术，减少瘢痕。术中 10 倍放大的高清三维图像，可以帮助外科医生更准确地识别微小的解剖结构。机器人灵活的机械手臂也有利于实现更精细的操作。

2. 手术过程、方法、区域及预计时间

（1）全乳切除术：

全乳切除术需切除完整的乳腺组织，可以分为以下几种。

1）保留乳头乳晕的乳腺切除术：这种术式在切除全部乳腺组织的同时，保留了乳头和乳房皮肤。因乳头后方残存少量的乳腺组织，局部复发的风险会略有增加。相对于乳头重建术，此术式的术后美容效果明显更佳，因此被广泛应用于乳腺癌手术。

2）保留皮肤的乳腺切除术：术中切除全部乳腺组织和乳头，同时保留乳房皮肤，切除的乳头可以考虑人工重建。

3）乳腺癌（改良）根治术：该手术并不是机器人手术，而是在机器人手术过程中判断皮肤或乳头－乳晕复合体不能保留的情况下，进行的备选手术。改良根治术包含了切除全部乳腺组织、乳房表面皮肤和乳头。

（2）腋窝手术：

1）前哨淋巴结活检：前哨淋巴结是乳腺癌扩散到腋窝淋巴结时最先到达的淋巴结。手术前将放射性同位素或生物染料注入乳房以标记前哨淋巴结。术中活检确认乳腺癌是否扩散至前哨淋巴结，如果扩散至前哨淋巴结需进行腋窝淋巴结清扫。

2）腋窝淋巴结清扫术：常规腋窝淋巴结清扫的范围自腋窝皮肤下方至胸小肌内缘（即 1~2 水平清扫）。当前哨淋巴结确认转移或术前检查确认淋巴结转移时进行该术式。

（3）手术流程：

1）全身麻醉状态时，在腋下切开 3~6 cm 的皮肤切口。切口的长度可因患者个人情况而异。

2）首先进行腋窝手术，术中切除含有同位素或生物染料的前哨淋巴结。通过冷冻病理切片活检，来确认是否出现转移。一旦确认发生转移，则将另行腋窝淋巴结清扫术。如果没有发生转移，则无须进行腋窝淋巴结清扫术。

3）使用机器人手术系统进行操作，通过腋下切口，分别在皮下浅筋膜浅层与胸大肌表面进行分离，

图 7–1　**机器人乳腺癌手术知情同意书**

完整切除乳腺组织。

4）手术部位止血，完成乳腺切除术。按照术前的计划，进行下一步乳房重建。

3. 可能会出现的并发症及处理

（1）因全身麻醉而导致的并发症：该并发症包括肺炎、肺不张、气胸、麻醉药物过敏反应等。

（2）手术部位出血：一般来说，所有的手术结束后，都有出血的可能性。如果术前服用有抗血小板药物（阿司匹林等）或抗凝药物等，则会增加出血的风险。因此术前应咨询主治医生来调整用药。对于手术部位少量出血的情况，可通过压迫手术部位进行止血。也可根据出血量来判断是否需要进行二次手术或输血。

（3）手术部位感染、血清肿、皮瓣坏死：手术后，可能会出现伤口部位感染、血清肿、皮瓣坏死的情况。对于伤口部位感染，需要进行抗生素治疗。对于手术后出现血清肿的情况，可用注射器多次抽吸。术后也可能会出现乳房皮肤缺血及坏死的情况。此外，也有文献报道，高龄者、有吸烟史或切除乳腺体积较大者，皮瓣缺血坏死的风险更高。术中使用的电能量器械产生的热量，可能会造成皮肤灼伤或出现皮肤坏死。大多数情况下，这些并发症可通过保守治疗解决。如果由于伤口部位的并发症导致伤口恢复缓慢或由于出现坏死而造成无法痊愈，则可能需要二次手术切除坏死的皮肤，再另行缝合。这种情况下，另行缝合处可能会出现瘢痕。

（4）乳头–乳晕复合体坏死：保留乳头–乳晕复合体时，可能会由于血液循环障碍，出现坏死的现象。对于坏死部分较小的病例，无须特殊治疗即可痊愈。严重时，可能需要切除掉乳头–乳晕复合体，然后进行人工乳头重建手术。

（5）神经损伤：无论是前哨淋巴结活检还是腋窝淋巴结清扫，都有可能损伤腋窝部位的神经，可能出现术后腋窝区域和上臂的麻木、疼痛等并发症。

（6）术后外观不佳：由于自身乳房外形、假体大小和形状、术后并发症等各种因素，在假体乳房重建手术后，可能出现乳房不对称。尤其假体出现严重的包膜挛缩时，可能需要二次手术来修整外观。

（7）上肢淋巴水肿：腋窝淋巴结清扫可引起上肢淋巴水肿和疼痛，可以通过局部按摩来预防。一旦出现淋巴水肿，可以使用弹力袖套或综合治疗进行康复。

（8）注入二氧化碳引起的并发症：在机器人手术过程中，常为了确保手术空间而注入二氧化碳气体，因此可能会发生皮下气肿。气体被吸收入血时可能会发生高碳酸血症，此时应立即停止注入气体，并通过呼吸机调节通气等方法进行保守治疗。若病情进一步加重，可能会引起二氧化碳栓塞，此时除立即停止注入气体，还应采取措施诱导排出血管内的气体，同时改变手术方法。

（9）手术机器人存在的风险：目前并没有数据明确指出手术中与机器人本身相关的风险，但是，由于使用过程中的错误操作，可能会发生物理损伤。同时，因患者病情的变化难以准确预测，可能发生不可避免的并发症。

4. 手术说明

（1）患者须在麻醉恢复室完全清醒后再转移至普通病房。

图 7–1　机器人乳腺癌手术知情同意书（续）

（2）术后建议患者卧床休息，如厕或下床走动时，要有人员陪护，避免摔倒。

（3）建议患者手术当天进行呼吸训练，深呼吸，多咳嗽，防止因麻醉造成的肺不张或肺炎等并发症。

（4）手术过程中如发现不适合进行继续机器人手术操作，可能需要转换为传统开放手术。

5. 改变手术方法或扩大手术范围的可能性

请参考第 2 条和第 3 条。

在机器人手术过程中，主刀医生应根据手术的进展和患者的情况判断是否需要转为传统开放手术。如果需紧急改变手术方式或扩大手术范围，可因情况紧急首先进行手术，然后向患者或患者家属解释相关原因及手术结果。

6. 可选的替代手术方案

乳腺癌手术的原则是完全切除肿瘤，患者有权选择传统开放手术，在乳房皮肤上进行切口，而不使用机器人系统。患者也有权选择手术前后的化疗、内分泌治疗、放射治疗、靶向治疗等。另外，目前机器人手术并没有纳入韩国国民保险的福利范围。

7. 拒绝手术的后果

确诊乳腺癌后如若不进行手术，将可能发生转移，导致多器官功能衰竭而危及生命。

8. 疾病预后

乳腺癌的治疗方式包括手术、化疗、放疗、靶向治疗等，乳腺癌的预后和疾病的分期、病理分型、治疗依从性等多种因素相关。文献显示，早期乳腺癌在接受规范的治疗后，可以获得良好的预后。

图 7–1　机器人乳腺癌手术知情同意书（续）

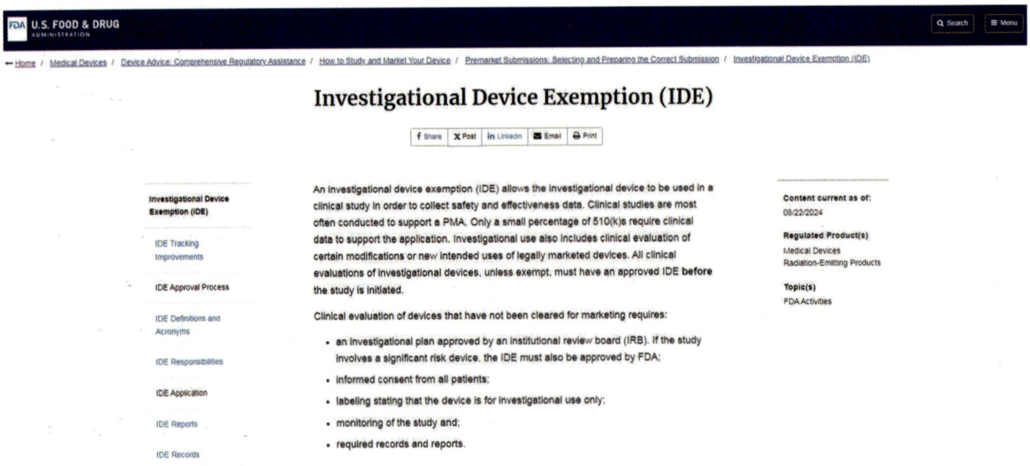

图 7–2　美国食品药品监督管理局 IDE 网站

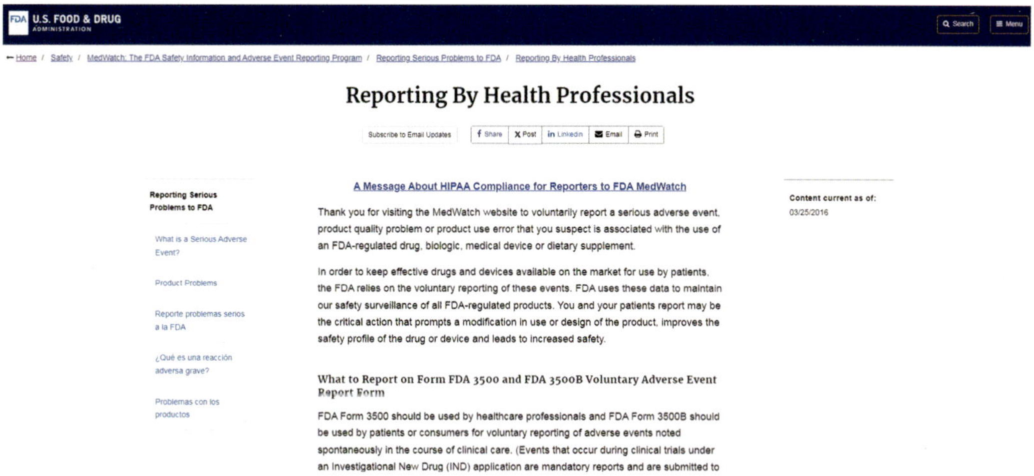

图 7–3　美国食品药品监督管理局卫生专业人员报告网站

切口标记

用记号笔画出胸罩线和腋窝（或侧胸）的手臂覆盖区域。切口通常位于乳头水平或乳房中部，腋中线和腋前线之间（图 7–4，图 7–5）。

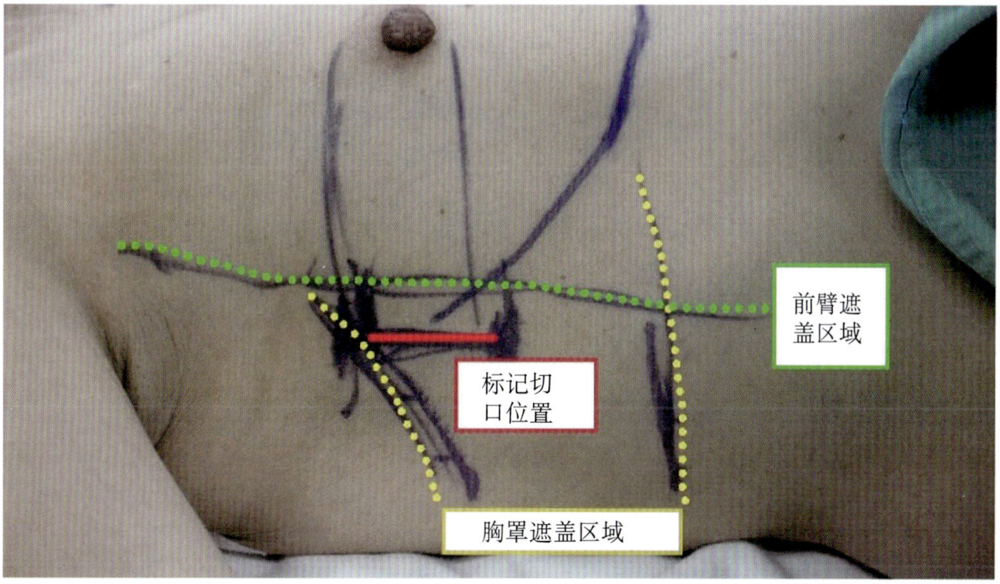

图 7–4　机器人乳腺切除术切口图示

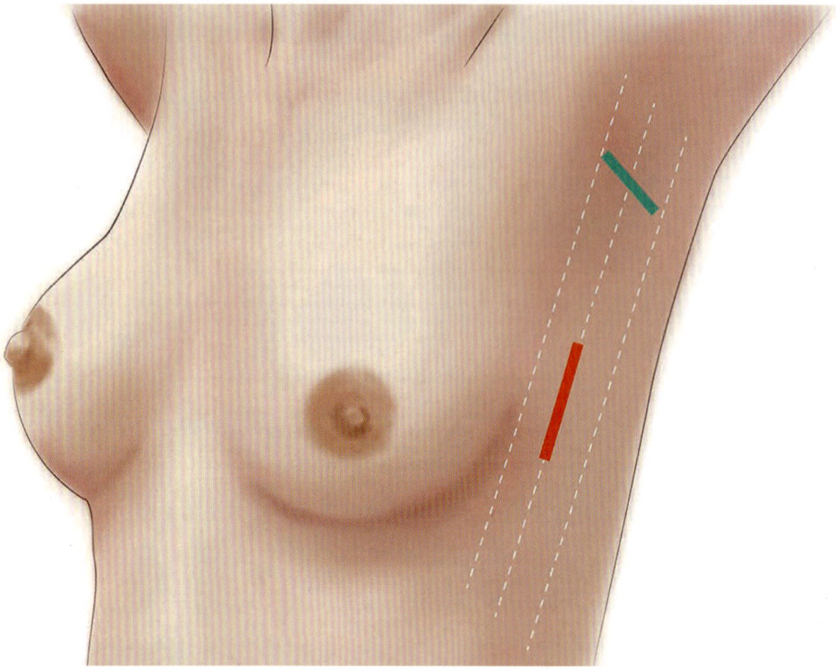

图 7–5　标记切口位置。绿线表示腋下切口。红线表示外侧腋中线切口。白色虚线表示腋前线、腋中线和腋后线

第 3 部分

机器人或腔镜辅助乳腺切除术

8. 充气法机器人保留乳头乳晕的乳腺切除术

朴炯硕（Hyung Seok Park）

术前在乳晕周围注射 0.5 毫居里［毫居里符号为“mCi”，与现行法定国际单位贝可勒尔（Bq）的换算关系为：1mCi=3.7×10⁷Bq］锝植酸盐（^{99m}Tc–PHY）进行乳腺淋巴管造影。在右腋窝探查到一枚前哨淋巴结（图 8–1）。

当使用传统的腋窝切口时，可以很容易地进行前哨淋巴结活检（Sentinel lymph node biopsy，SLNB）（图 8–2a）。但是，靠近腋窝的机械臂和患者的同侧手臂之间可能会发生碰撞。例如，右侧乳腺癌机器人保留乳头乳晕的乳腺切除术（Robot-assisted nipple–sparing mastectomy，RNSM）术中，安装 ProGrasp™ 镊的机械臂经常与患者的右臂碰撞。而进行左侧手术时，安装单极手术弯剪的机械臂经常与左臂碰撞。将切口保护套近环和远环之间的距离延长至 5~10 cm，可避免机械臂和患者手臂的碰撞（图 8–2b）。

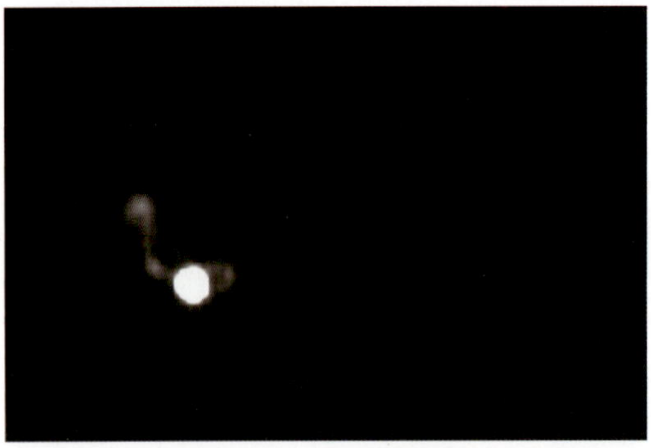

图 8–1 淋巴管造影

因此，笔者采用了 Sarfati 博士的切口进行充气法 RNSM，这个切口位于腋中线和乳头水平或乳房中部水平交叉点（图 7–5）。因为切口位于腋窝附近，所以通过

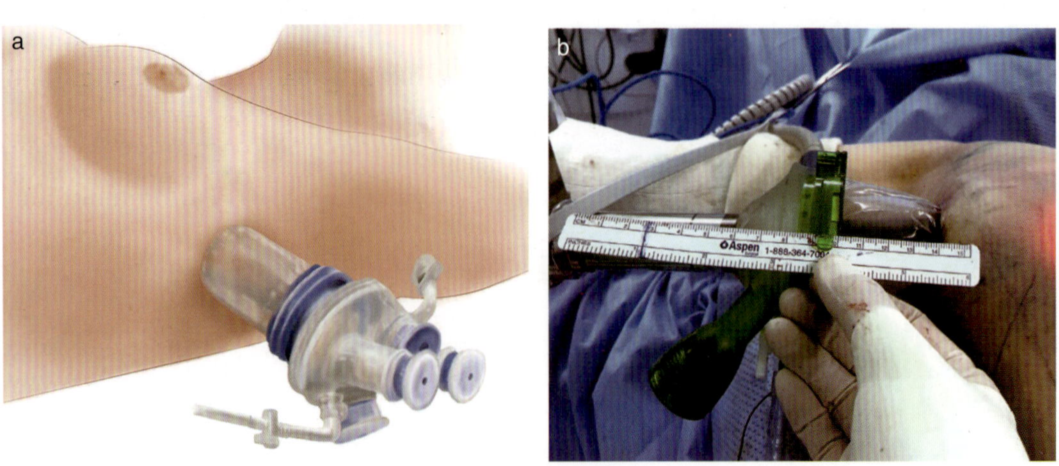

图 8–2 单孔穿刺器定位位置

腋中线切口进行 SLNB 是可行的。光源拉钩和高级能量平台可以帮助通过该切口进行 SLNB 或腋窝淋巴结清扫（Axillary lymph node dissection, ALND）。这将在后面的章节中进一步讨论。

体位

麻醉后，把患者置于手术台的边缘。可以将海绵或垫子（图 8-3）放置在患者背后，以抬高躯干。

有两种类型的手臂支架：一种是用带有布单的手臂支架替代手臂板（美国，俄亥俄州，门托，Steris 公司，图 8-4），另一种是可升高手臂支架（日本，东京，Mizuho 公司，图 8-5）。两种支架都可以牢固地安装在手术台上（图 8-6）。

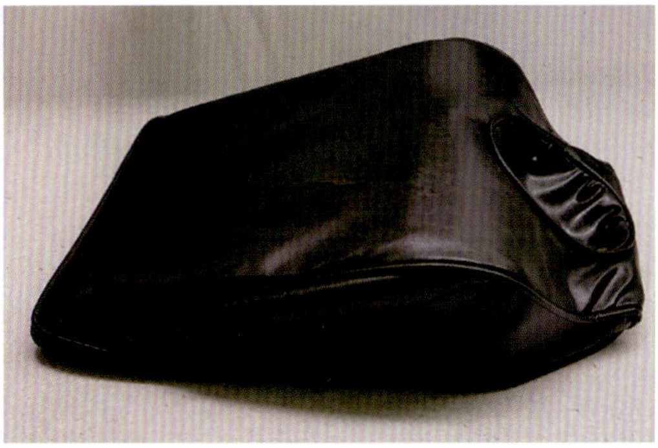

图 8-3　垫子

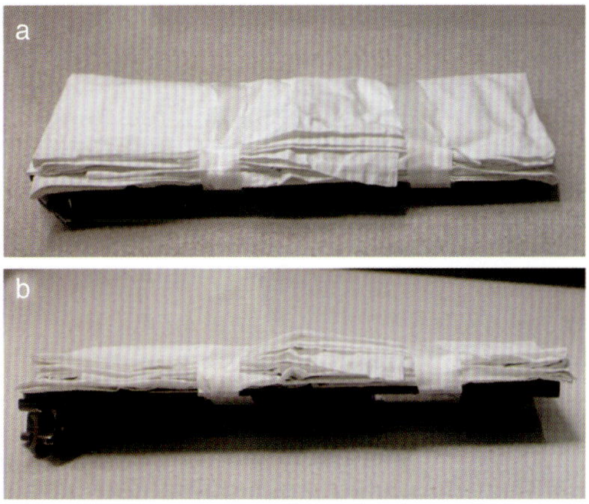

图 8-4　手臂支架

按常规流程消毒铺单，单独无菌包裹同侧手臂，以便在手术过程中可以上下移动（图 8-7）。

手术台向对侧倾斜 15° ~20° 。当外科医生处于坐姿时，把手术台抬高到术者眼睛的水平（图 8-8）。

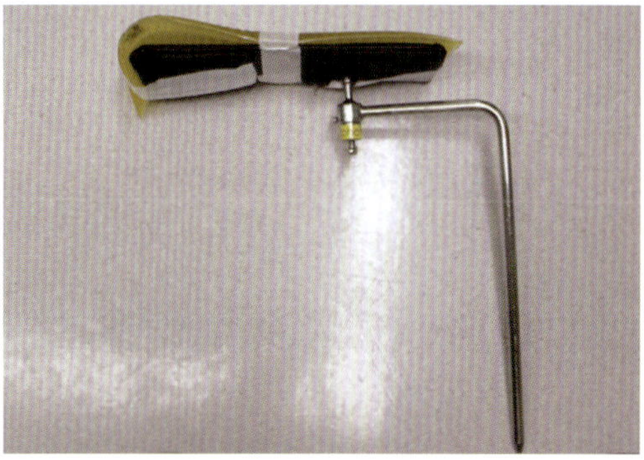

图 8-5　可升高手臂支架

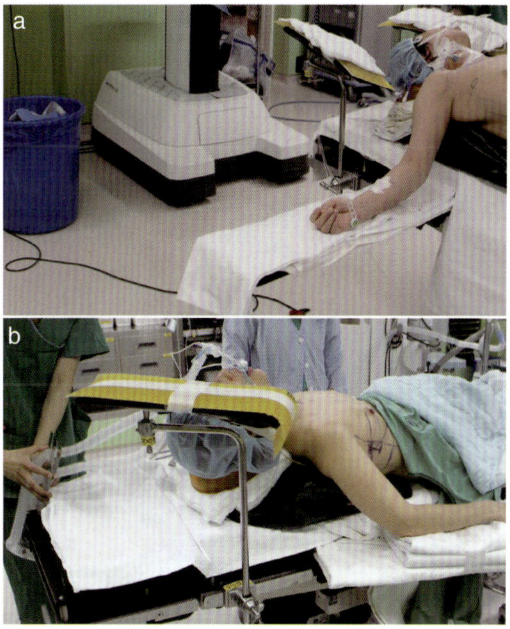

图 8-6　连接在床上的手臂支架

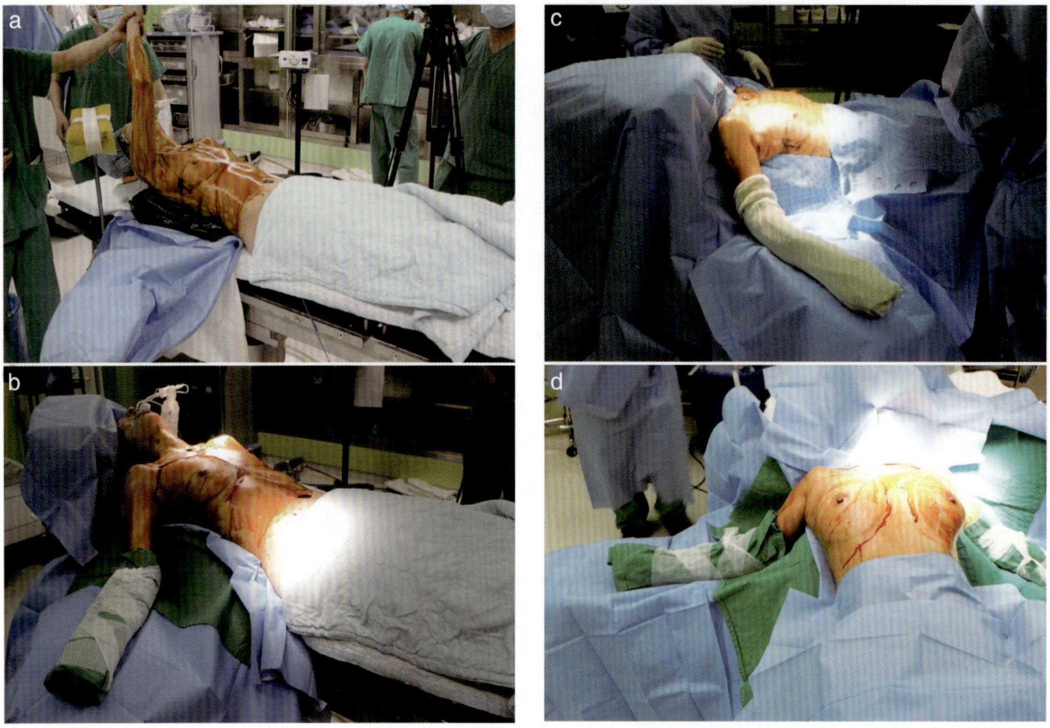

图 8-7　包裹手臂

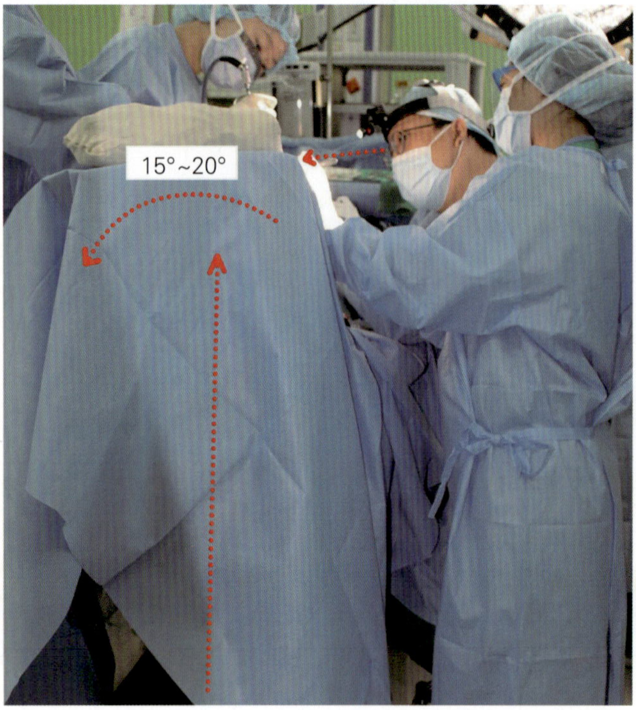

图 8-8　床面抬高及倾斜

切口设计

用标记笔画出实际的切口线。根据乳房体积和重量决定切口大小（表 8–1）。切口长度的变化取决于患者的位置（图 8–9）。

表 8–1　切口大小与乳房重量

乳房重量（g）	最终切口（cm）
乳房重量≤ 200	3
200 <乳房重量≤ 400	4
400 <乳房重量≤ 600	5
600 <乳房重量≤ 800	6
800 <乳房重量≤ 1000	> 6

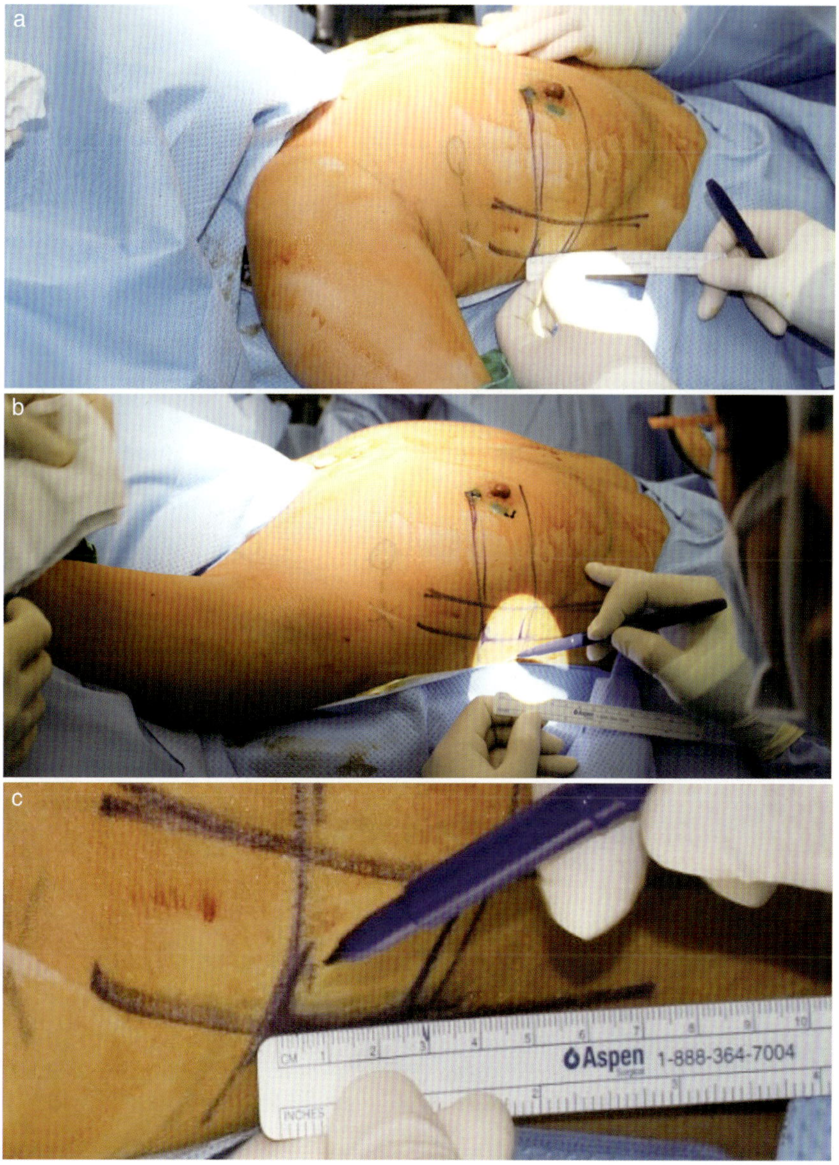

图 8–9　切口测量

当手臂降低时，切口线就会缩短。切口大小应在解剖学姿势时测量，而不是在伸直手臂的姿势时测量。对于经验丰富的外科医生来说，重量小于 300 g 的乳房，通常 3~4 cm 的切口已经足够了；但对于初学者，笔者建议做 5~6 cm 的切口。

边界标记

使用记号笔画出乳腺边界（图 8–10）。

将蓝色染料注射到乳晕周围区域以便进行 SLNB，注射到乳腺边界以便术中识别（图 8–11）。

因为较大、较长的针可引起医源性气

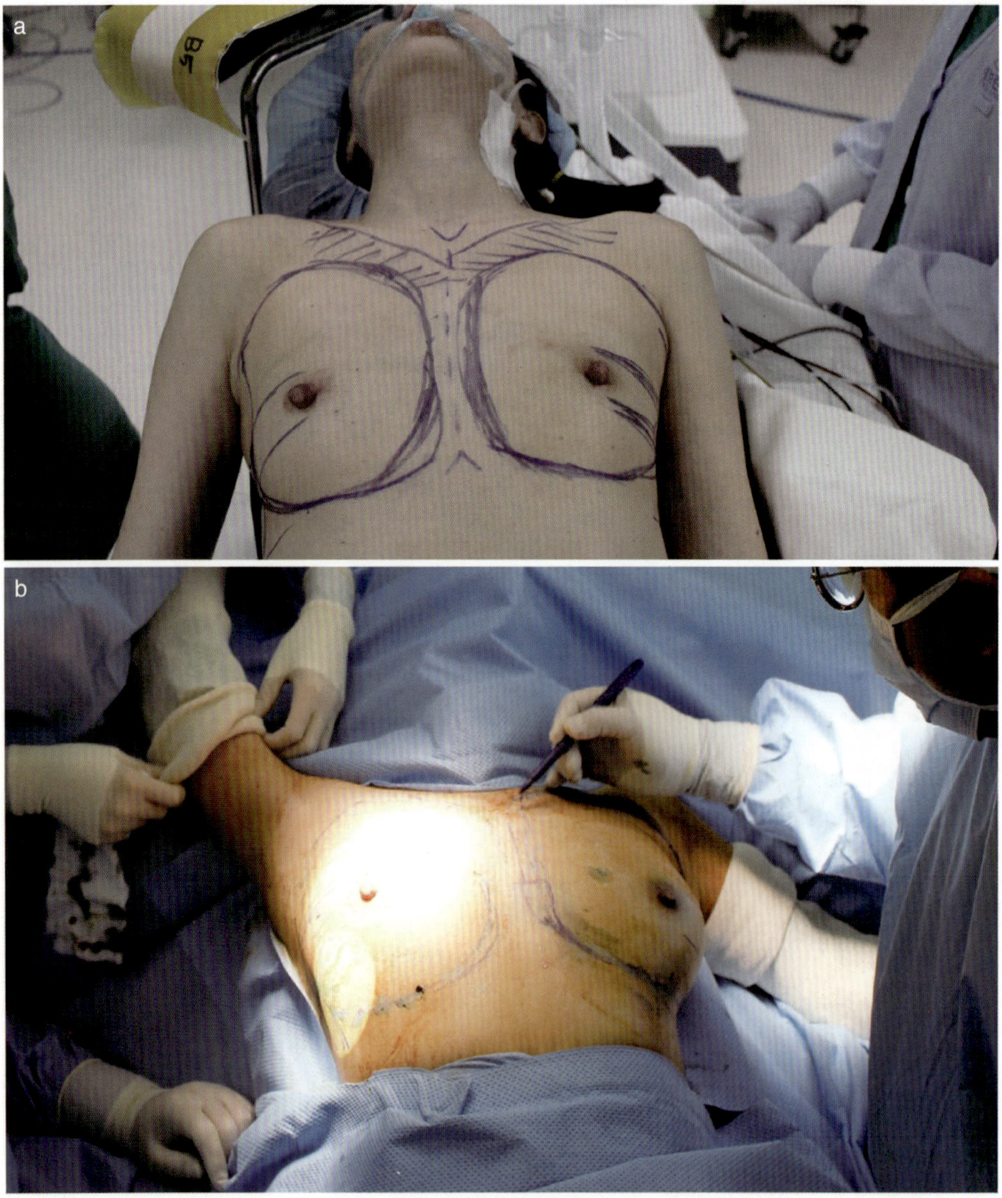

图 8–10　画出乳腺边界

胸（图 8-12，图 8-13），所以建议在乳腺边界注射蓝色染料时，使用 28G 短针头和注射器。

注射蓝色染料用于乳腺边界标记，在边界周围至少做 12 个点，每个点距离 2~3 cm（图 8-14）。

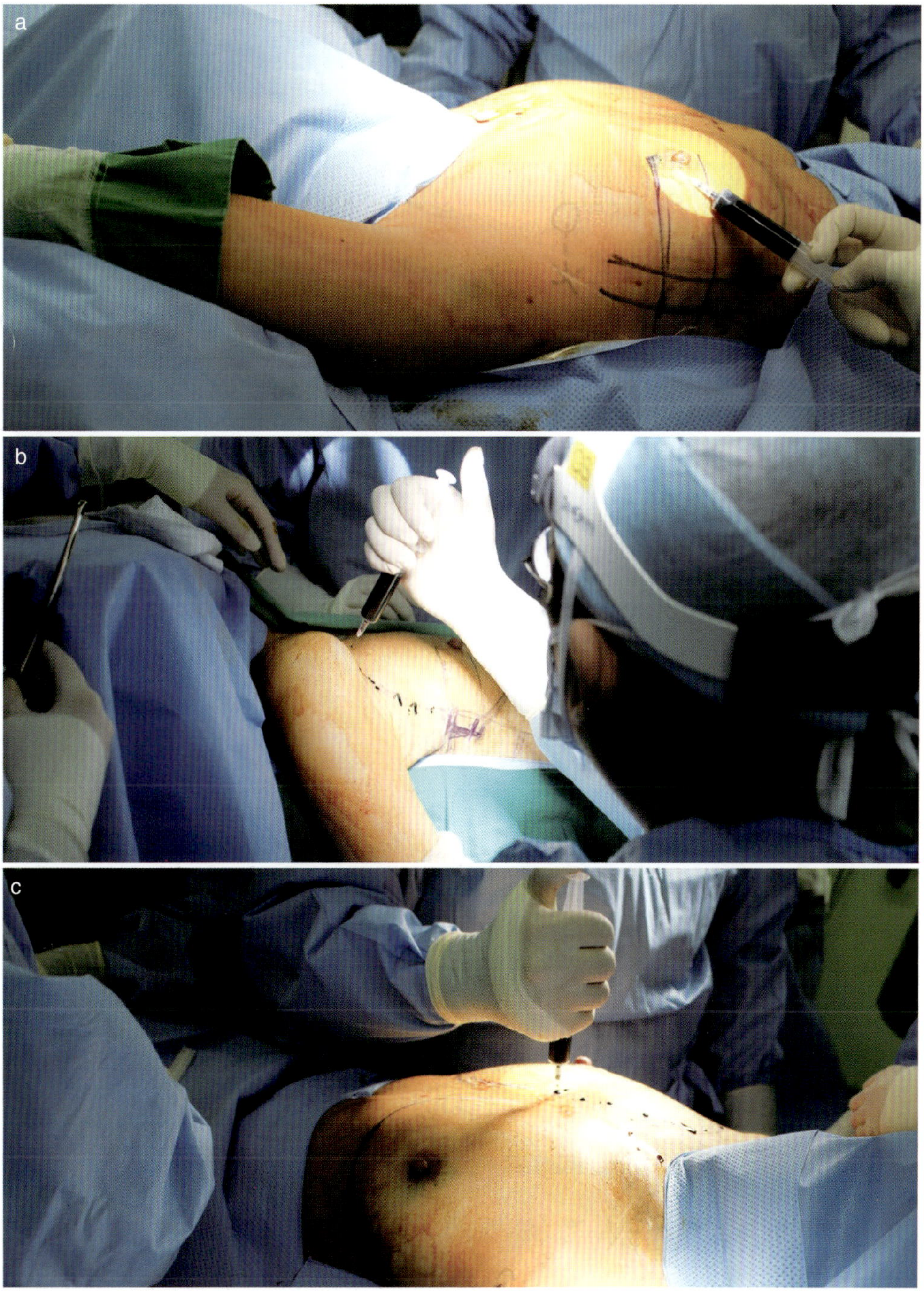

图 8-11　注射染料

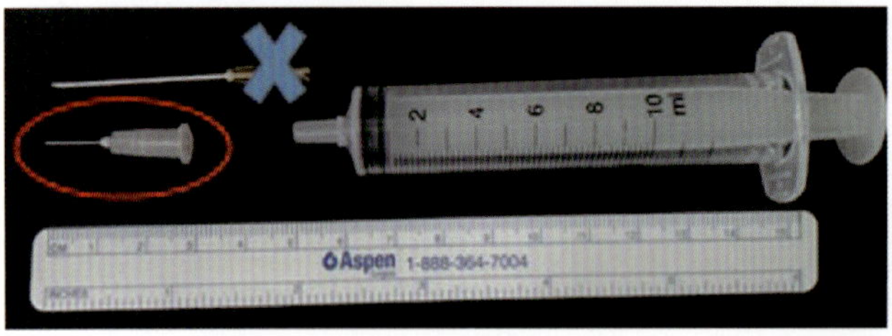

图 8-12　注射针头和注射器

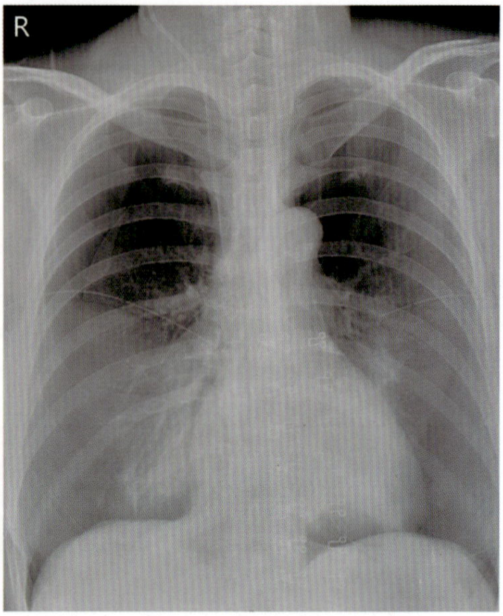

图 8-13　气胸

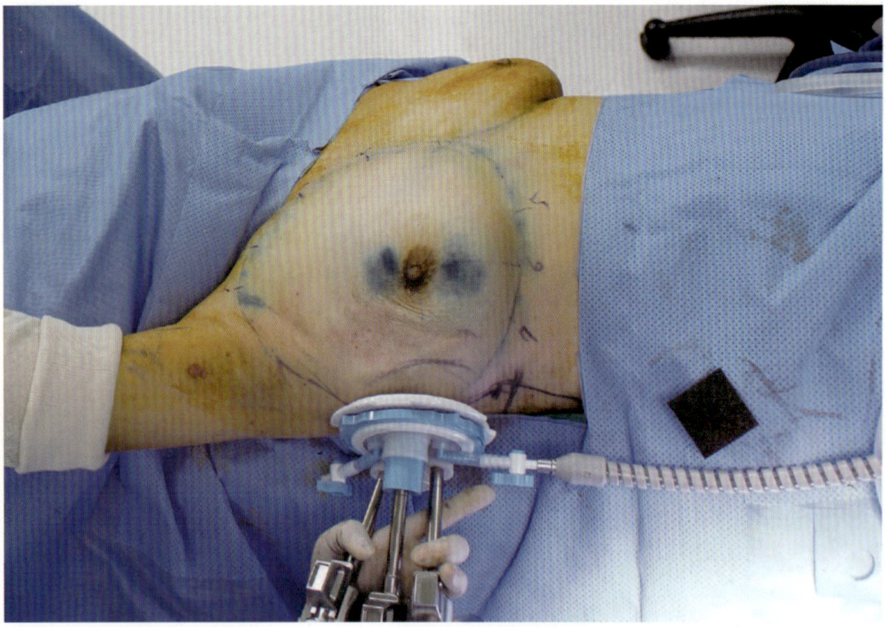

图 8-14　用蓝色染料标记乳腺边界

SLNB

切开皮肤后，使用电刀或者高级能量平台行 SLNB。应用 Senn 拉钩或小的 Richardson 拉钩暴露腋窝手术区域（图 8-15）。

探查到锁胸筋膜时，应用伽马探测仪检测前哨淋巴结（图 8-16）。

和常规 SLNB 相比，RNSM 手术切口和

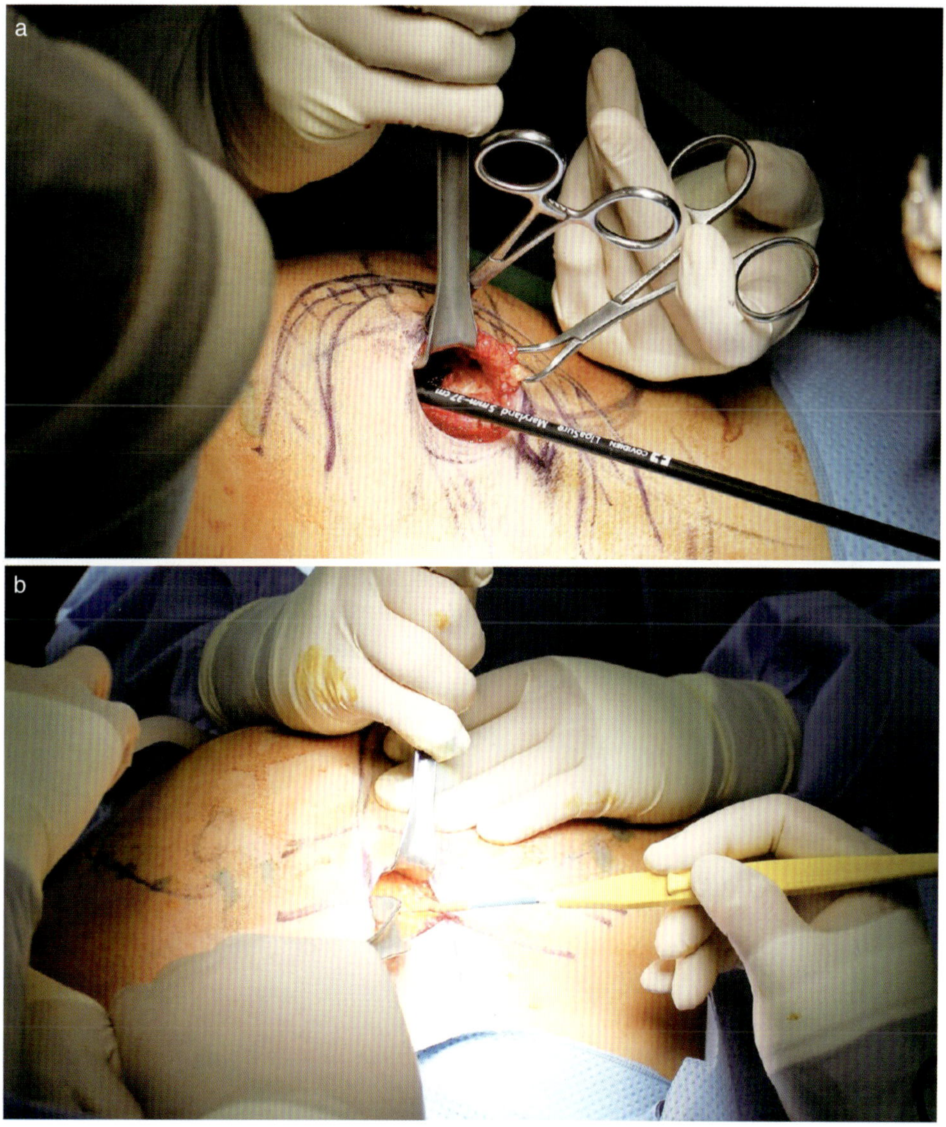

图 8-15 SLNB

腋窝之间的距离更远，可使用更高级的能量器械，如具备强止血功能的 HARMONIC ACE®+7 超声刀（美国，佐治亚州，科妮莉亚，Ethicon 公司）和含纳米涂层的 Ligasure™ Maryland 闭合切割刀（美国，明尼苏达州，明尼阿波利斯，Medtronic 公司）（图 8-17，图 8-18）。

在 SLNB 术中操作时，使用高级能量平台更容易实现切割及止血。术中使用光源拉钩可以更好地观察手术区域（图 8-19，图 8-20）。

术中冰冻病理切片可用于确定前哨淋巴结中是否有癌细胞的累及。如果在前哨淋巴结中发现转移，应常规清扫腋窝淋巴结。常规的 ALND 可以通过同一个腋下切口进行。有时可将切口另外延长 1~2 cm，以便更容易进入腋窝（图 8-21）。

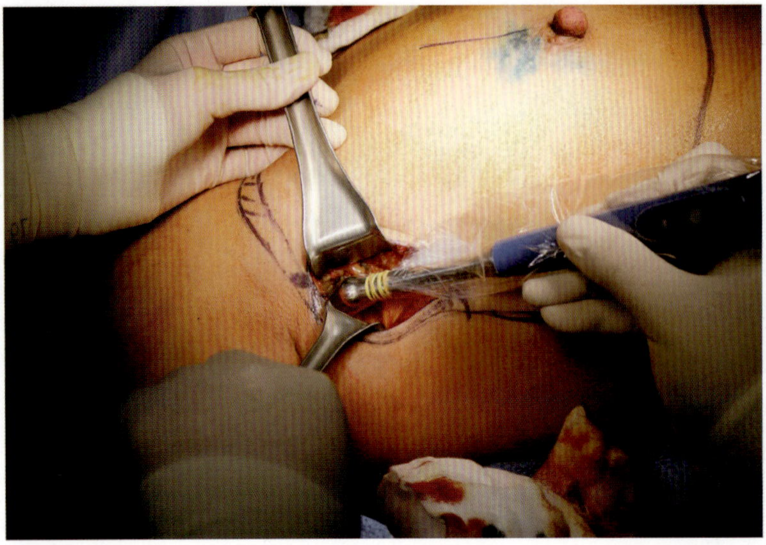

图 8-16　伽马探测仪

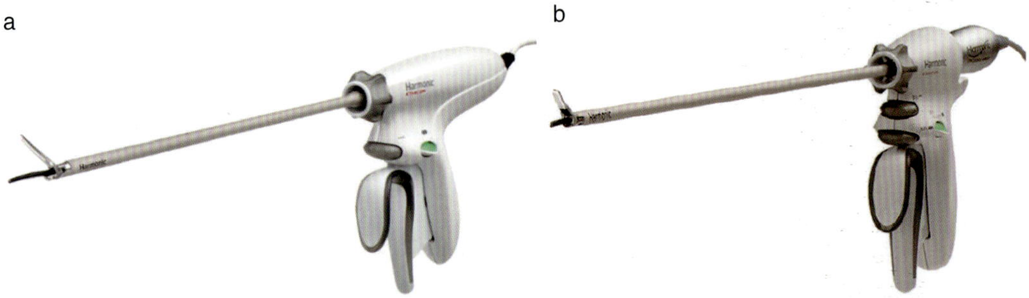

图 8-17　a. HARMONIC HD 1000i 超声刀 © Ethicon 公司，2020；b. HARMONIC ACE®+7 带有强止血功能超声刀 © Ethicon 公司，2020

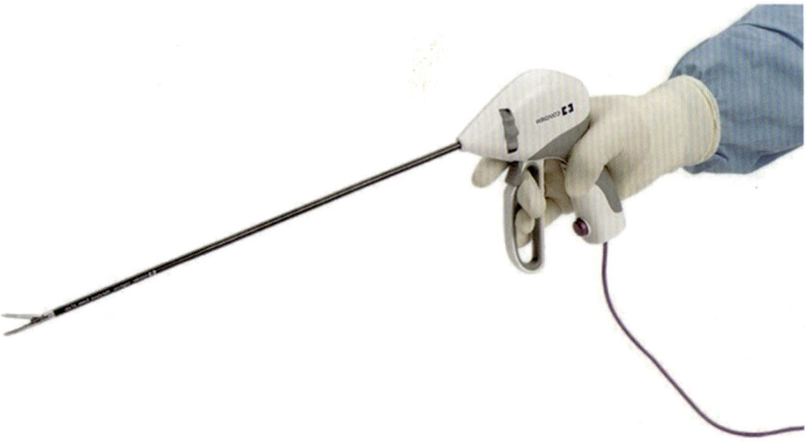

图 8-18　Ligasure™ Maryland 闭合切割刀

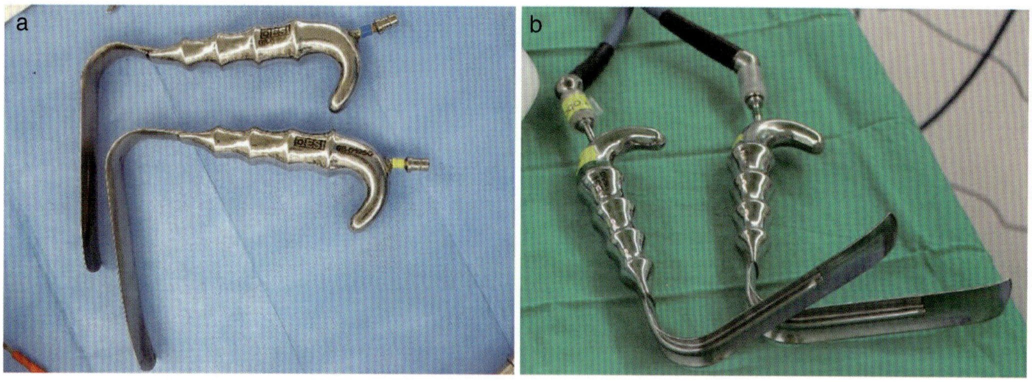

图 8-19　a. 光纤拉钩；b. 带有光源线的光纤拉钩

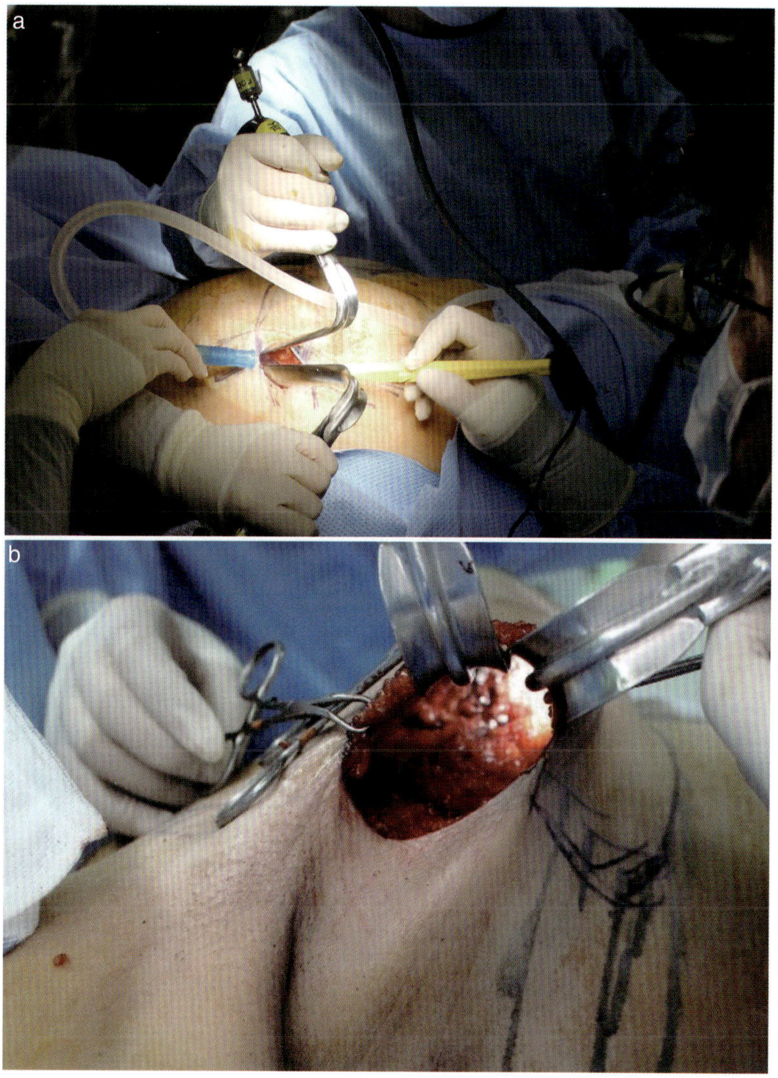

图 8-20　光纤拉钩的使用

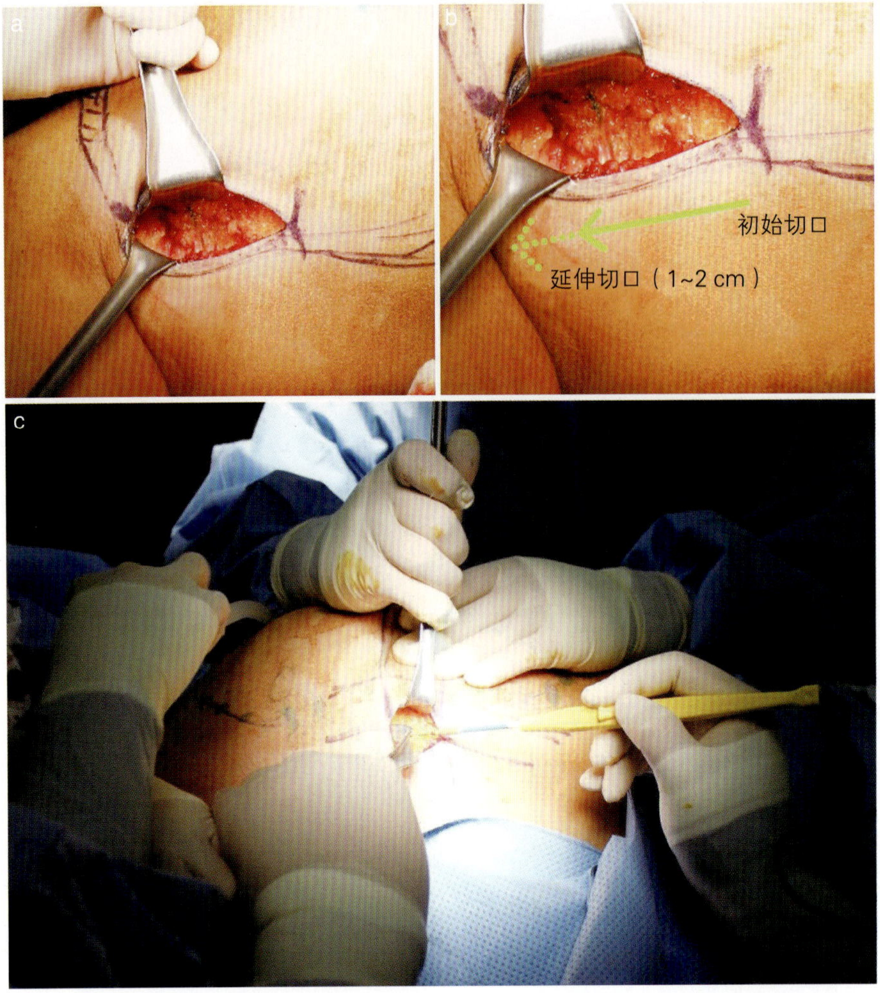

图 8-21　ALND 术中的切口延伸

创建工作空间

SLNB 术后，开始创建操作空间（图 8-22）。

操作空间的大小取决于单孔设备的切口保护套环的大小（表 8-2）。

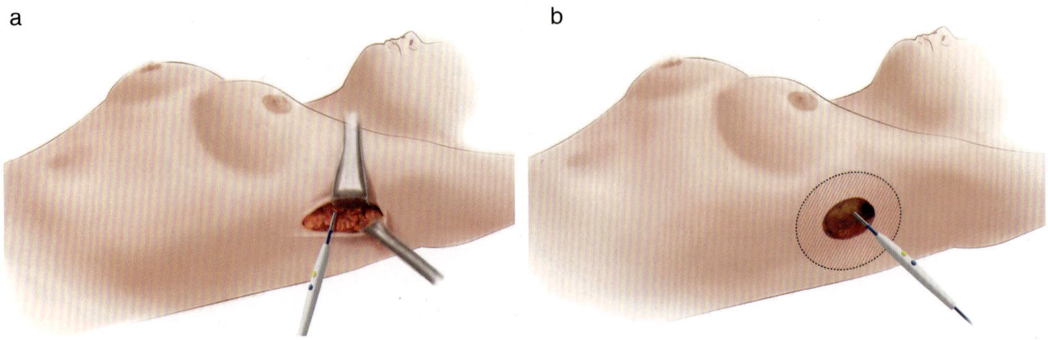

图 8-22　创建操作空间

表 8–2 各种单孔装置及工作空间的大小

	产品对接状态		切口保护套的最大直径
用手套制作单孔装置	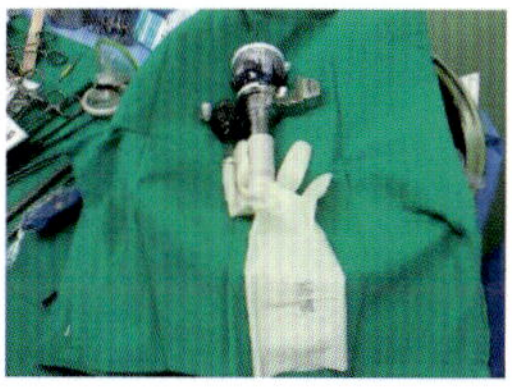	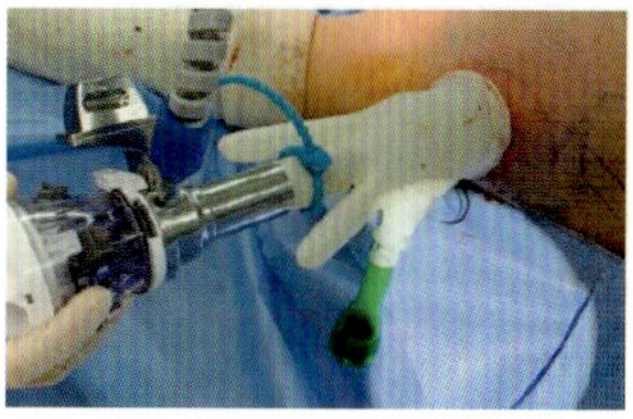	7 cm
Oneport®	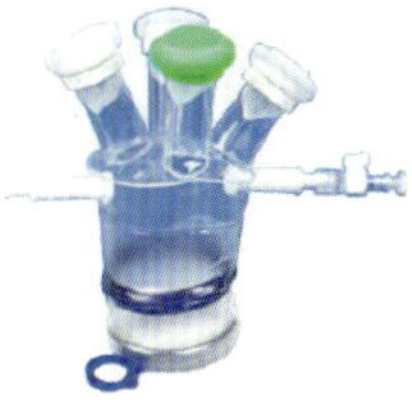	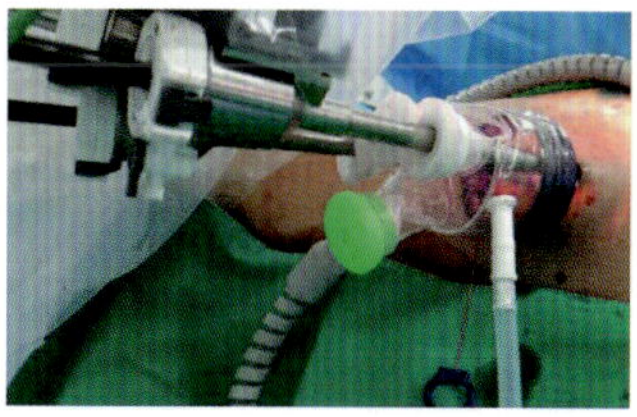	6 cm
OCTO™ 单孔套口	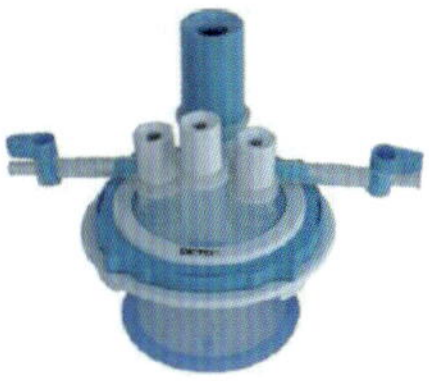	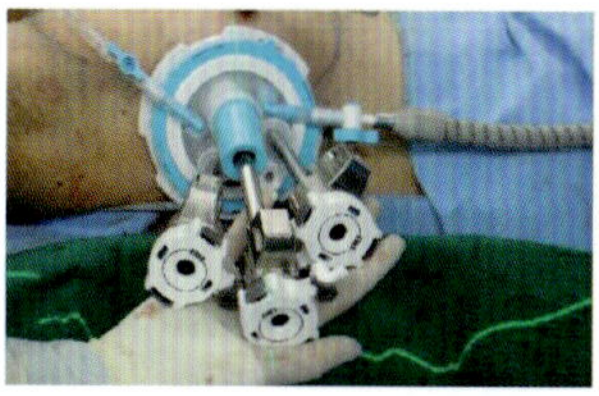	9 cm
GelPoint®	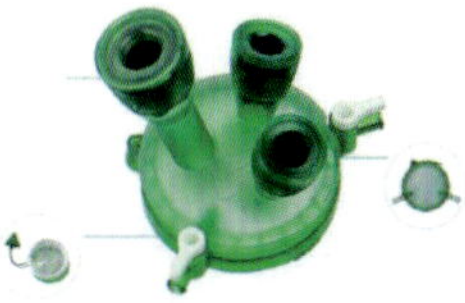	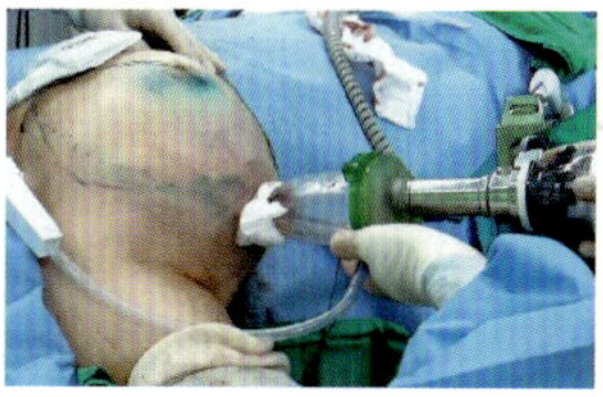	7 cm
Lapsingle	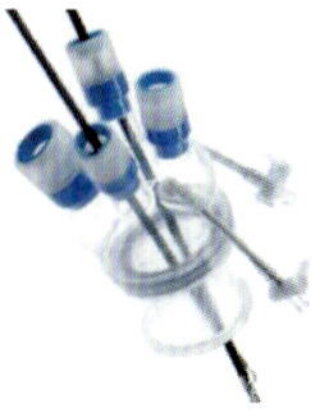	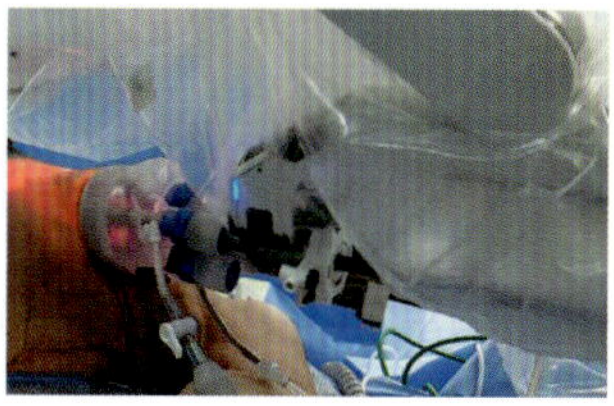	N/A
UNI–PORT	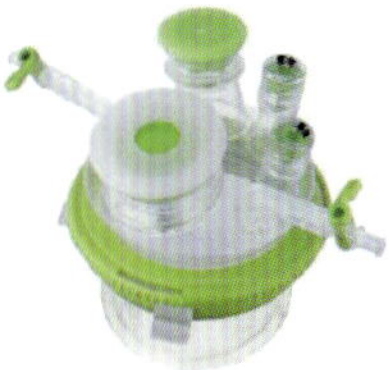	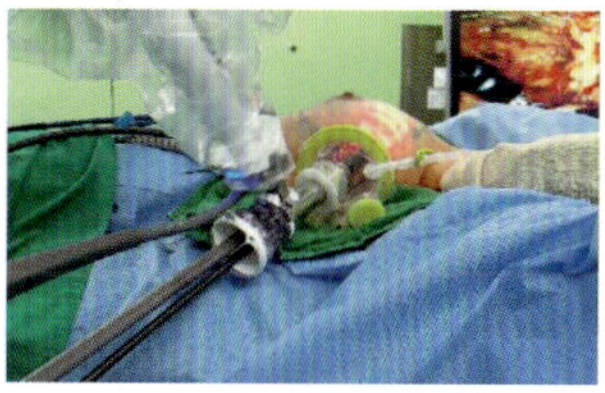	9.2 cm

用记号笔在预计的操作空间上标记圆形范围（图 8–23）。

例如，如果使用 OCTO™ 单孔套口（韩国，首尔，Jireh Korea Rapha 公司）作为单孔装置行 RNSM，2.5~3.0 cm 大小的切口及 4.0~5.0 cm 直径的半圆形操作空间就足够了。

如果使用 OCTO™ 单孔套口（韩国，首尔，DalimsurgNET 公司），需要 3.0~5.0 cm 的切口及直径为 5.0~7.0 cm 的半圆形操作空间。如果切口过大，切口保护套周围会出现漏气，将干扰手术的进程。如果切口的大小适当，但仍有空气泄漏，需要在切口边缘缝合 1~2 处，以减少渗漏（图 8–24）。

使用单极电刀，参照之前绘制的范围，分离浅筋膜浅层，扩大操作空间（图 8–25）。

乳腺后间隙的分离

可手工使用光源拉钩、单极电刀和（或）高级能量平台，把乳腺后间隙进行分离至蓝色染料标记的乳腺边缘（图 8–26）。

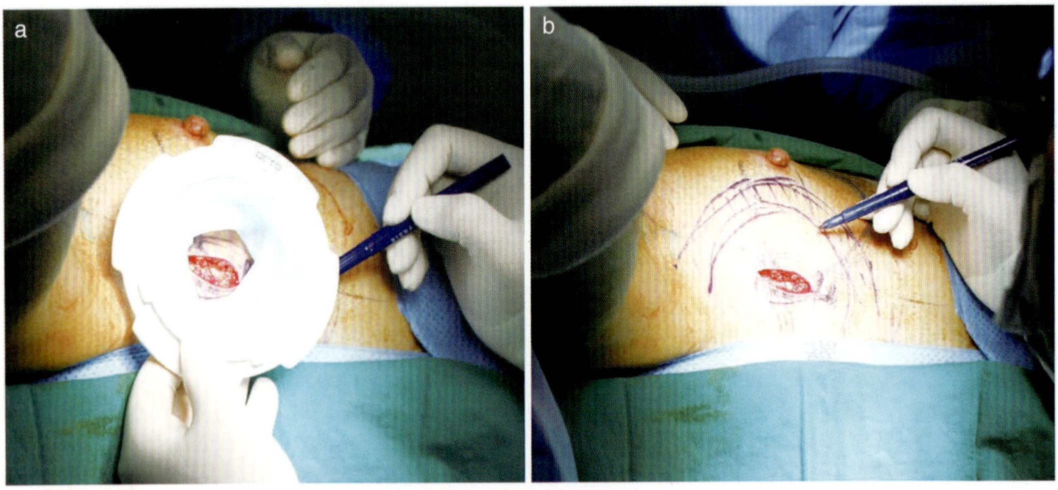

图 8–23　描绘操作空间

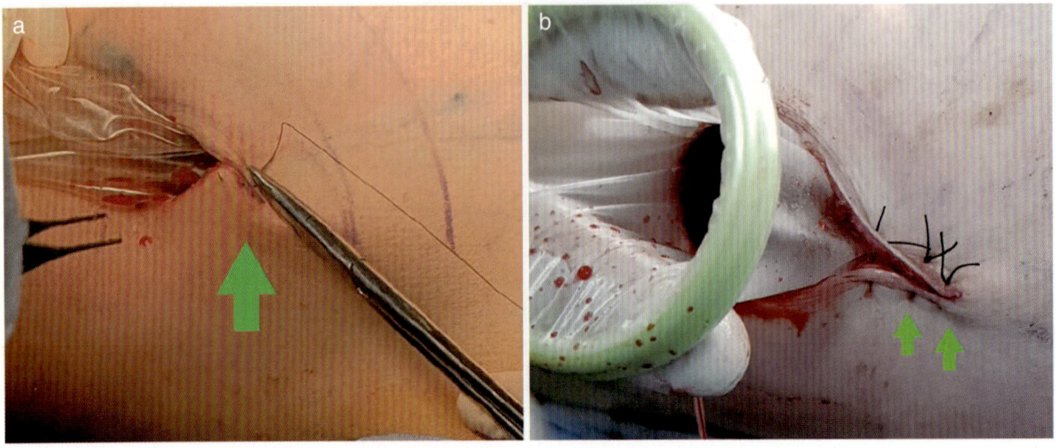

图 8–24　缝合切口边缘，防止漏气

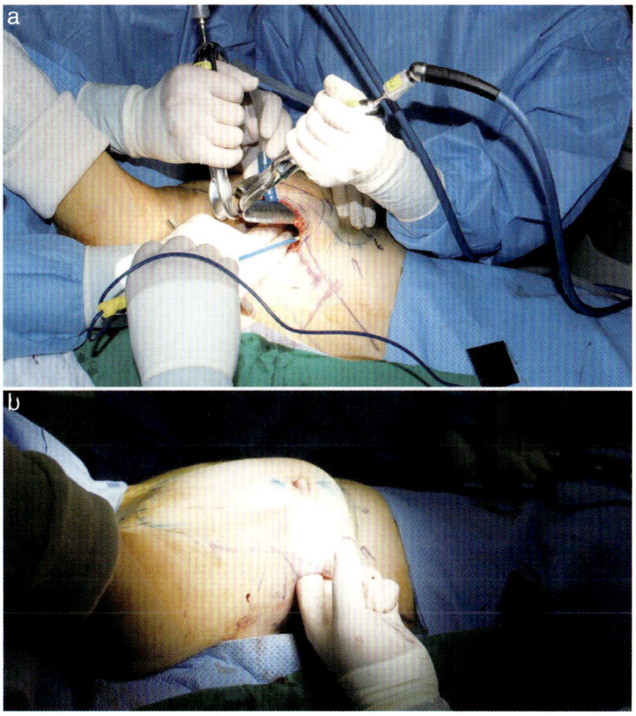

图 8–25 **操作空间的扩大**

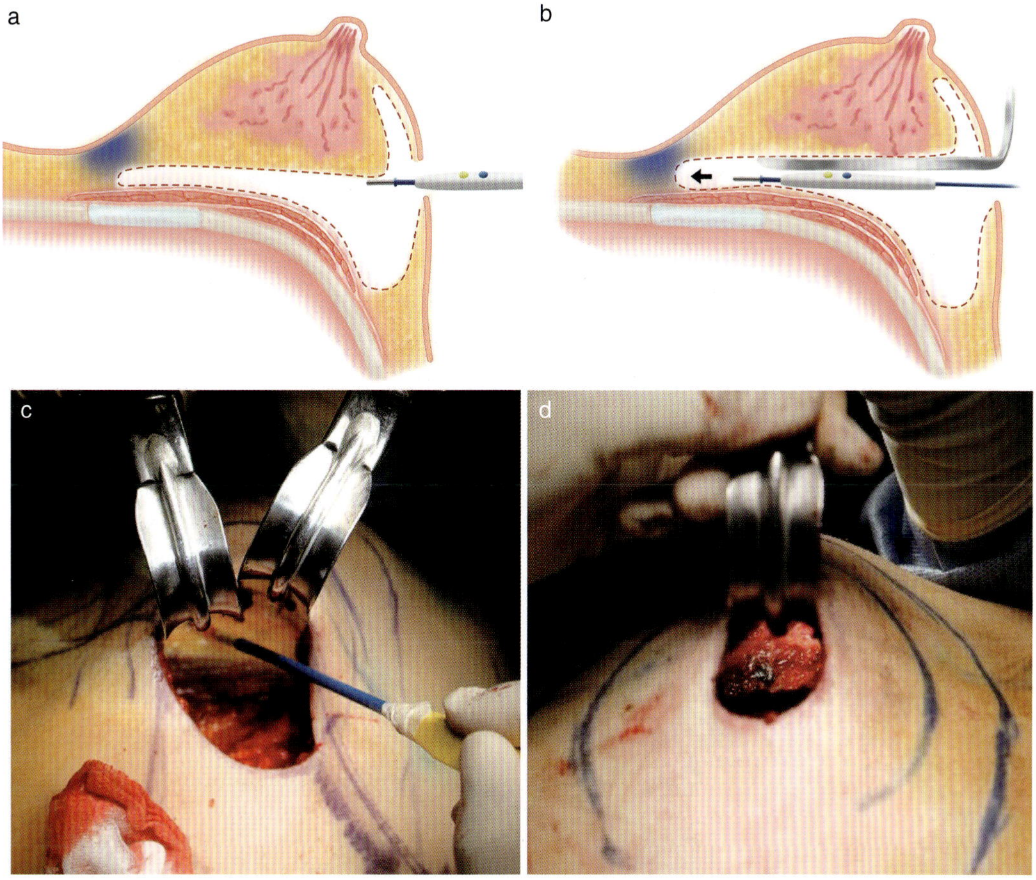

图 8–26 **乳腺后间隙的分离**

笔者更喜欢这种方法，手工分离越多，越能减少手术时间。应谨慎识别胸大肌的外侧边缘（图 8–27）。

通过外侧小切口即使进行手工分离，也很难区分胸肌间和乳腺后间隙。在手工剥离时，应尽可能充分剥离胸大肌外侧边缘，包括上、下、外侧缘，右乳位于 7~11 点钟方向，左乳位于 1~5 点钟方向（图 8–28）。

也可以在对接后使用机器人器械来分离乳腺后间隙，但是手术时间可能更长，因为冗余的乳房腺体可能会干扰视野

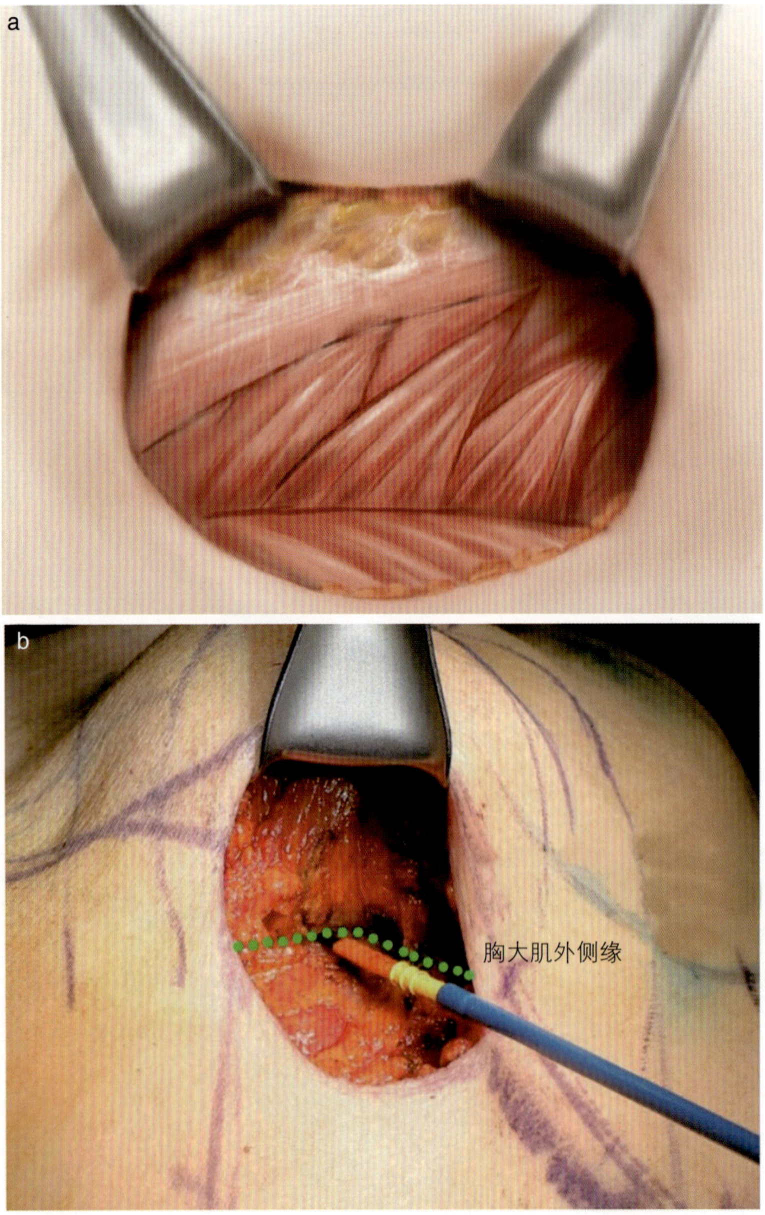

图 8–27　**胸大肌外侧缘的辨认**

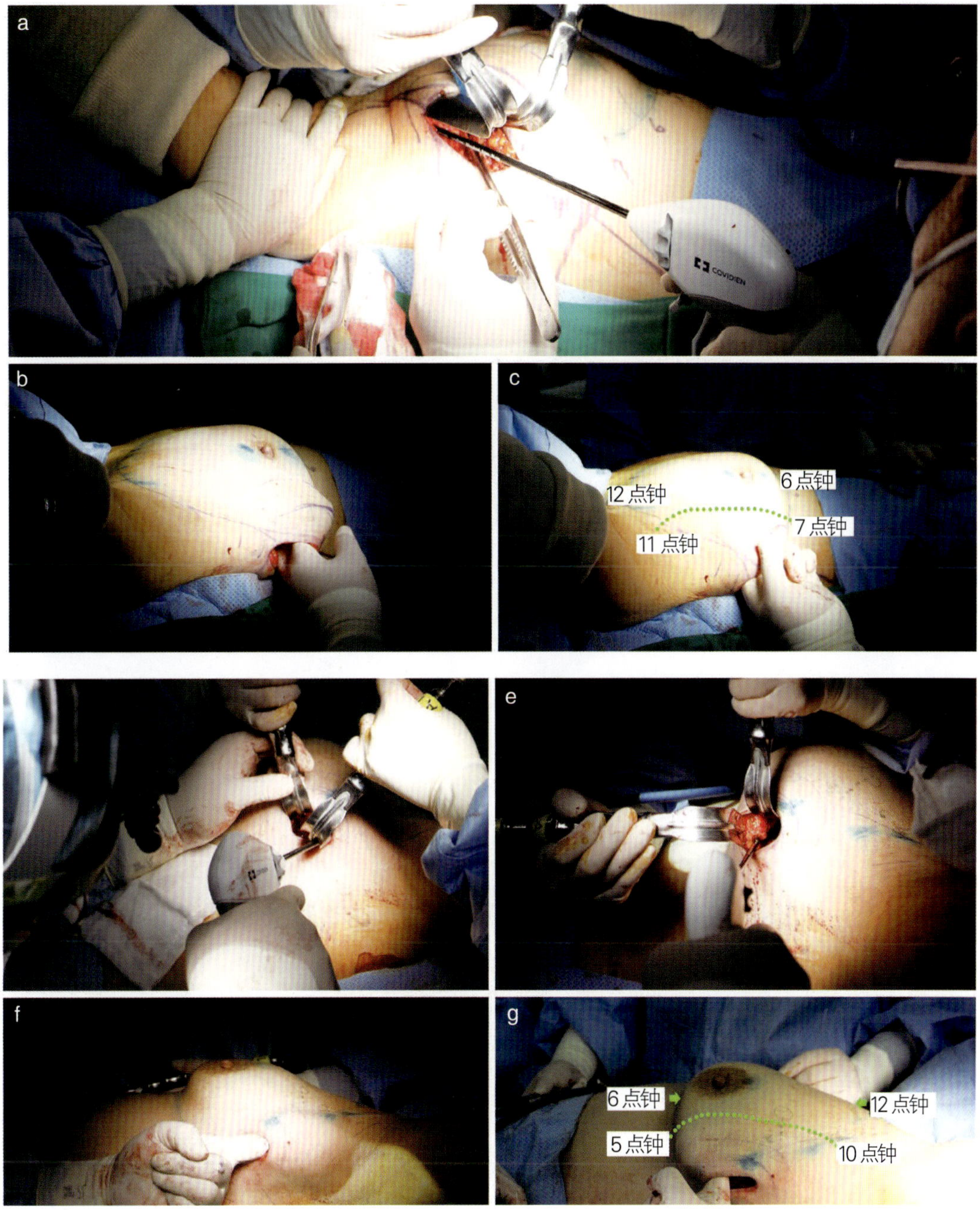

图 8–28　**胸大肌外侧缘的辨认。**a. 胸大肌外侧缘剥离的范围；b. 胸大肌外侧缘剥离的下端范围；c. 胸大肌外侧缘剥离的上端范围；d~g. 胸大肌外侧缘的剥离范围

的观察。在乳腺后间隙分离时，应注意穿支血管的出血。这种出血可以用长柄或 Maryland 类型的高级能量平台来控制（图 8-29）。

注射肿胀液

将含 1000 mL 生理盐水、200 mg 1% 利多卡因和 1 mg 肾上腺素的肿胀液注射到浅筋膜浅层以利于分离（图 8-30）。

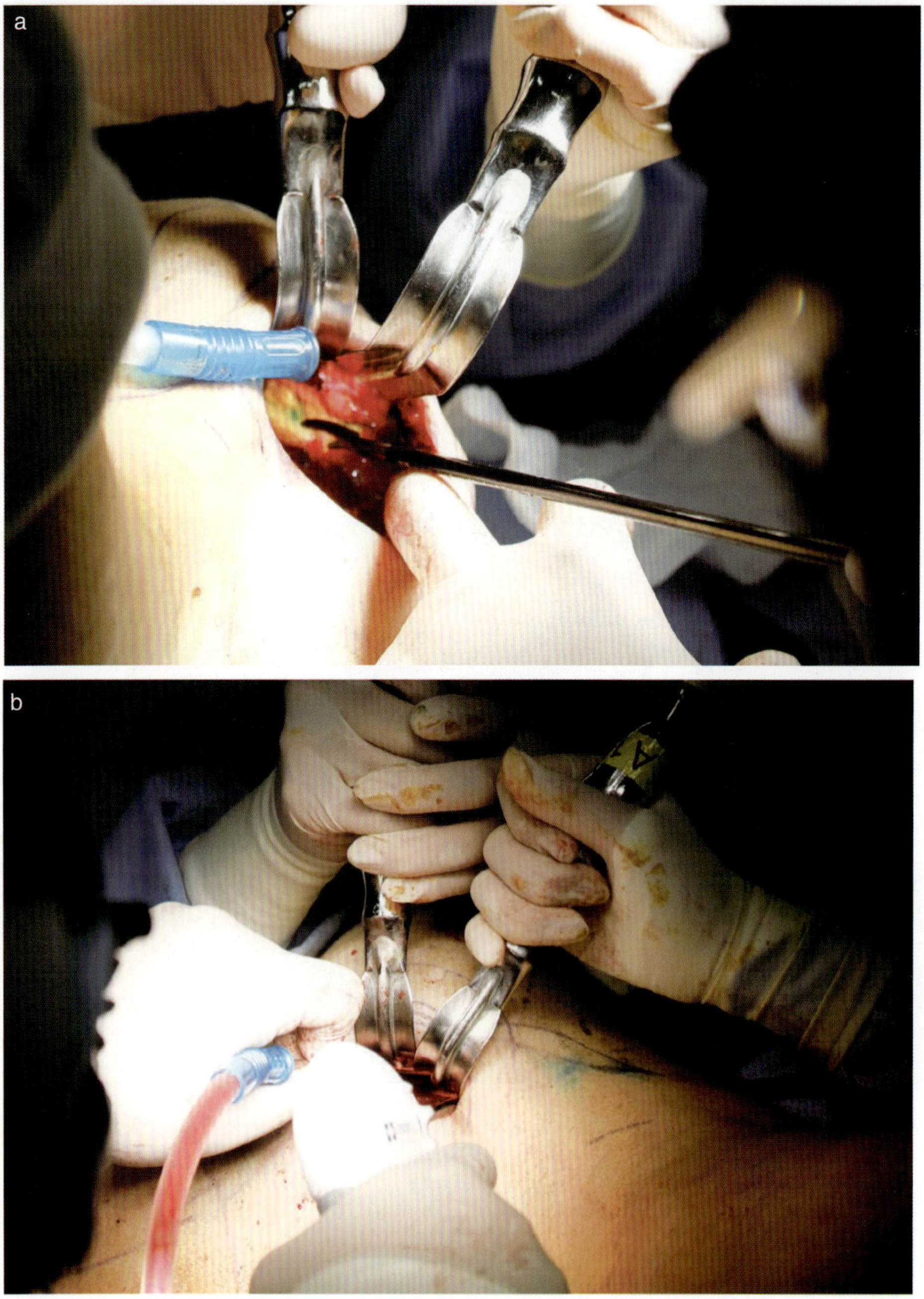

图 8-29　使用 HARMONIC 超声刀进行止血

使用一次性长 18 G 针头和 50 mL 注射器注射肿胀液（图 8-31a~c）。气腹针可用于注射肿胀液而无须皮肤穿刺，因为气腹针的长度足够长，可以从切口进入乳房的内侧边界（图 8-31d~f）。

注射肿胀液的量取决于乳房的大小。笔者建议小乳房注射 200~300 mL，中等大小的乳房注射 300 mL，大乳房注射 300~400 mL。使用 Metzenbaum 精细解剖剪刀或血管隧道器可以实现把皮下隧道打通到整个乳房。两条隧道之间的距离间隔一般为 2~3 cm（图 8-32）。

这样操作有利于获取适当的皮下隧道，隧道内通过空气延伸到整个乳腺皮下组织，可获得更好的可视化手术空间。打完隧道后，可以通过滚动纱布或海绵，推挤组织内多余的肿胀液至切口处（图 8-33）。

安装单孔 PORT 穿刺器装置

在安装单孔 PORT 前，应通过切口取出操作空间内剩余的纱布或海绵。将单孔 PORT 连接到切口部位。单孔装置种类繁

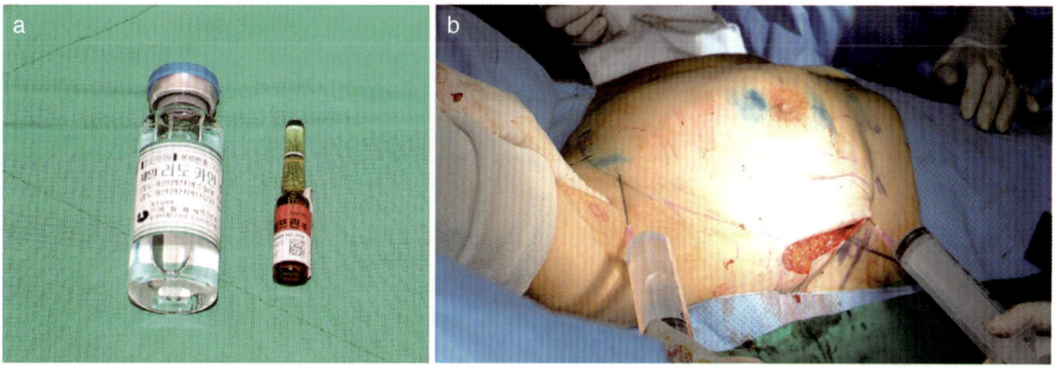

图 8-30　a. 1% 利多卡因和 1 mg 肾上腺素；b. 肿胀液的注射

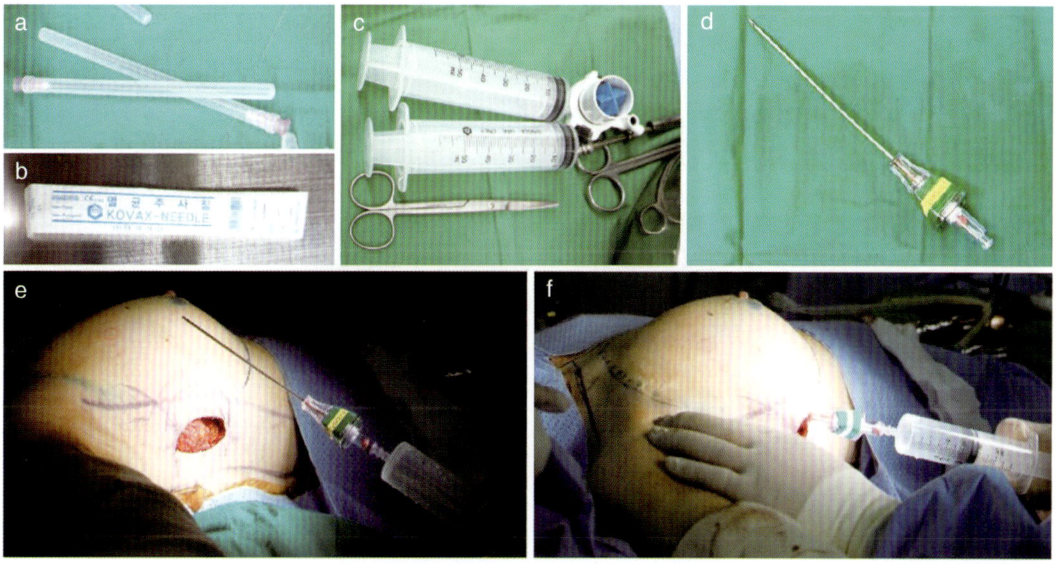

图 8-31　a~c. 用于注射肿胀液的针头和注射器；d. 气腹针；e~f. 使用气腹针进行肿胀液注射

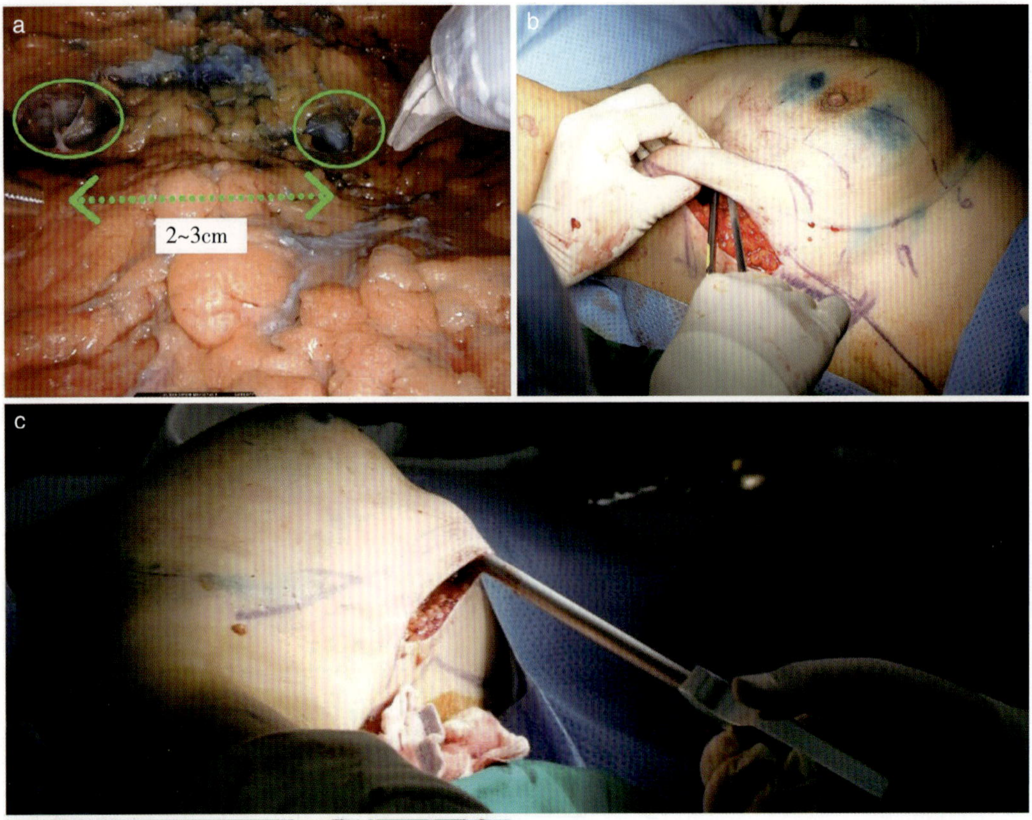

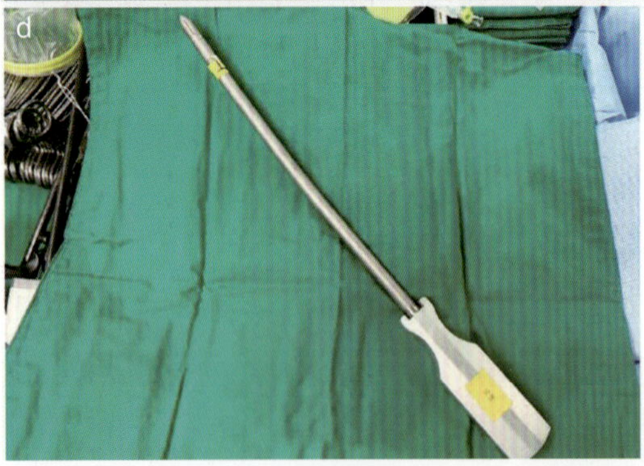

图 8–32　a. 皮下隧道；b. 使用 Metzenbaum 剪刀制作皮下隧道；c. 使用血管隧道器制作皮下隧道；d. 血管隧道器

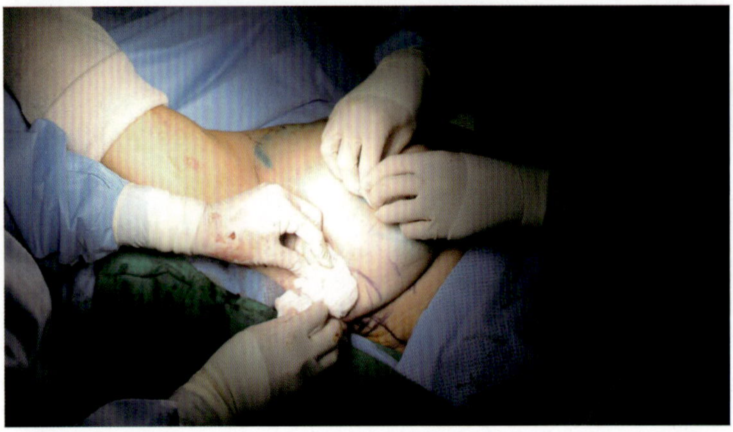

图 8–33　**滚动纱布**

多（表 8-2）。OCTO™ 单孔套口是用于机器人乳房切除术的单孔装置之一。以下是 OCTO™ 单孔套口的详细连接过程（图 8-34）。

触探单孔穿刺器的切口保护套环，有利于了解内环和乳腺实质的合适位置。注意，不要使内环与乳腺实质重叠（图 8-35）。如果重叠，术中看到的是乳腺后间隙。我们需要在镜下暴露的是皮下间隙，以及在手术野剥离的隧道和皮下隧道。

缝线牵引 NAC

在控制台操作过程中，用 3-0 丝线单点缝合，并用蚊式钳钳夹提拉起 NAC，以

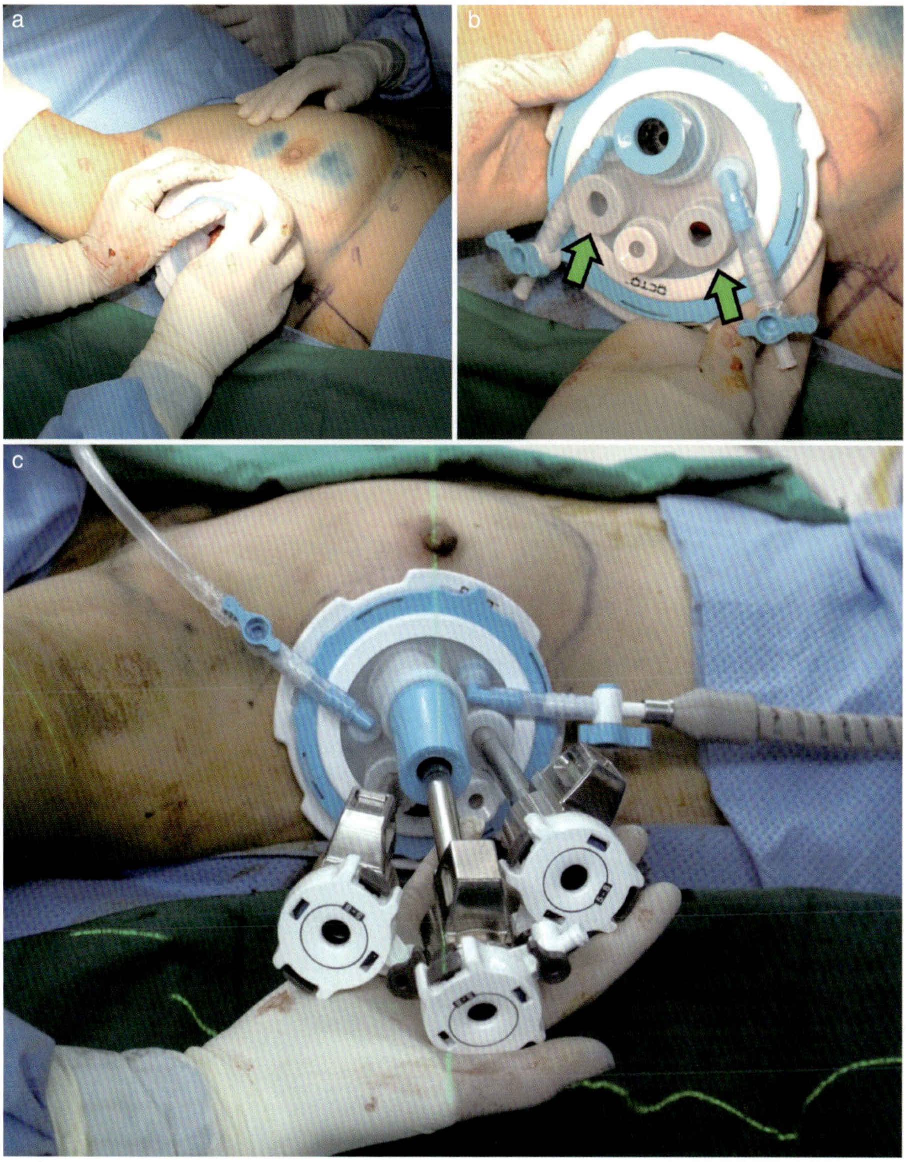

图 8-34　a. OCTO™ 单孔套口连接：将切口保护套置入切口；b. OCTO™ 单孔套口附件：单孔穿刺器连接到切口保护套。把两个 5 mm 腔的白色塑料环移换为 8 mm 的机器人套管；c. OCTO™ 单孔套口附件：将机器人戳卡插入套管中

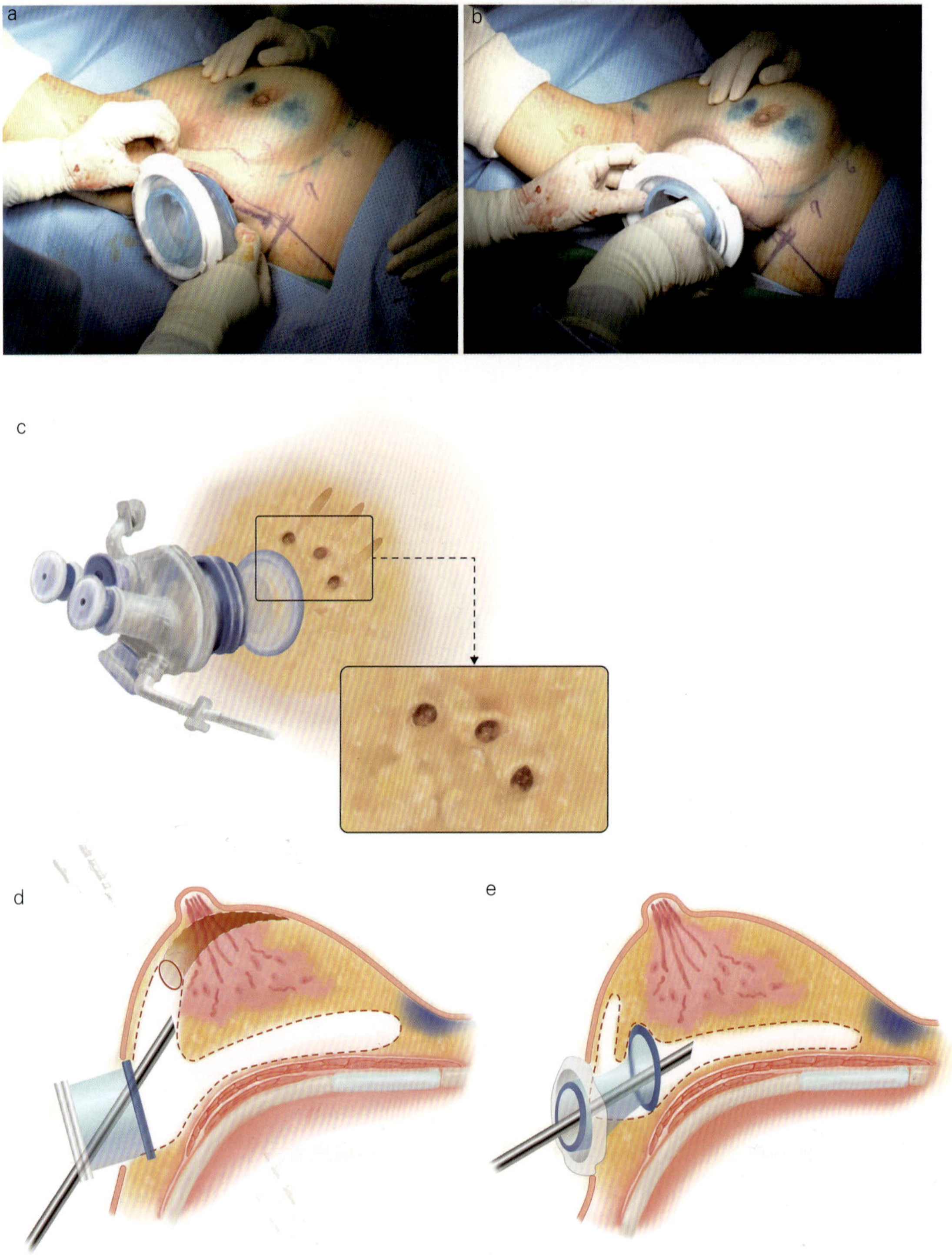

图 8-35　**单孔穿刺器的附件。**a. 置入单孔穿刺器的切口保护套；b. 确定内环和乳腺实质的位置适当；c. 皮下隧道的镜下图；d. 切口保护套内环和摄像头的位置合适；e. 切口保护套内环和摄像头的位置不合适

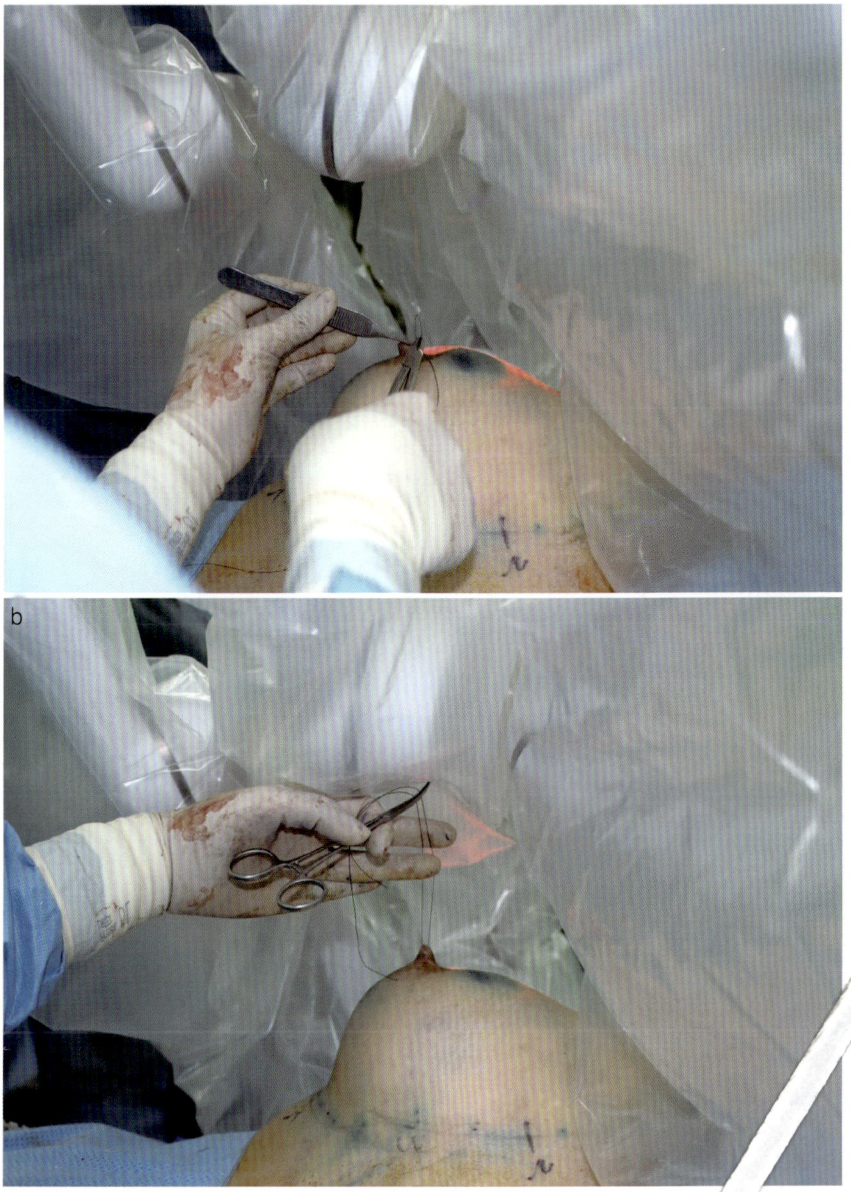

图 8-36　牵拉 NAC

便更安全地剥离（图 8-36）。

对接

将机器人系统的患者手术平台放置在患侧乳房的对面或患者的头部位置（图 8-37）。应尽量降低手术床的高度，以免机器人器械臂伤及患者的头部和躯干。

移动患者手术平台的吊塔，使机械臂位于患侧乳房上方（图 8-38）。

绿色激光交叉点定位于在摄像头戳卡的远端中心（图 8-39）。

横向绿色激光线放置在乳头的水平。将机器人器械戳卡插入单孔穿刺器的左右

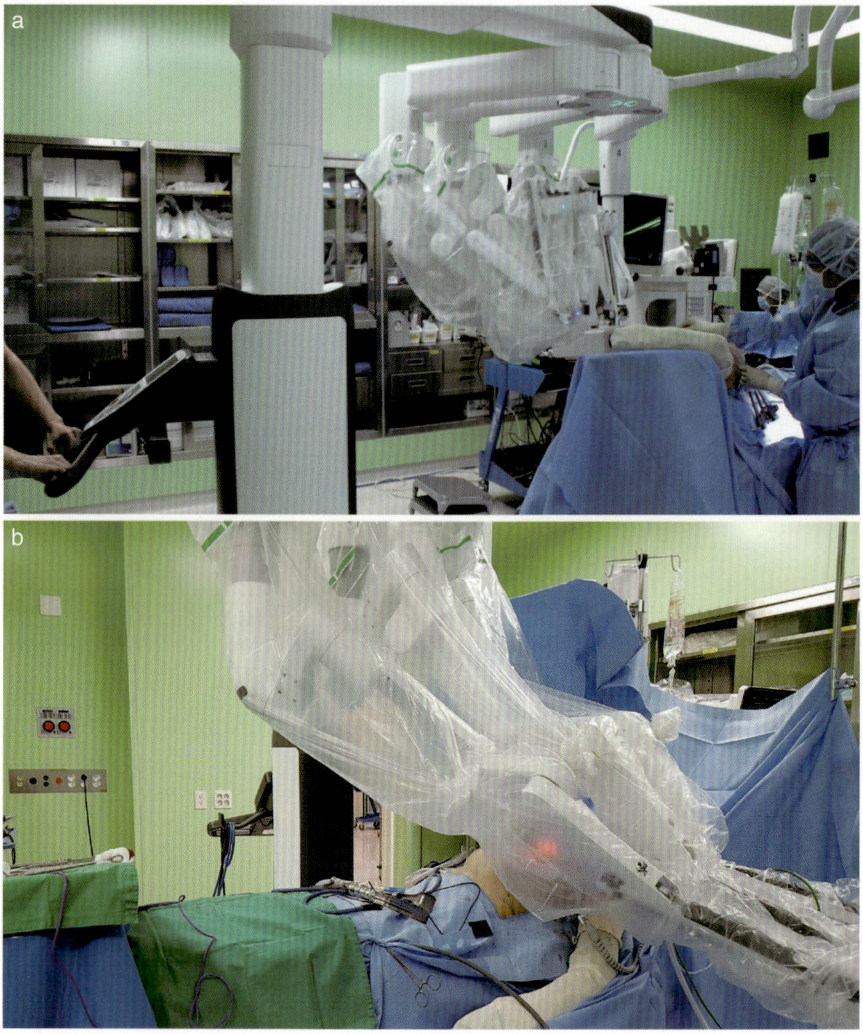

图 8-37　患者手术平台的位置——患侧乳房的对面

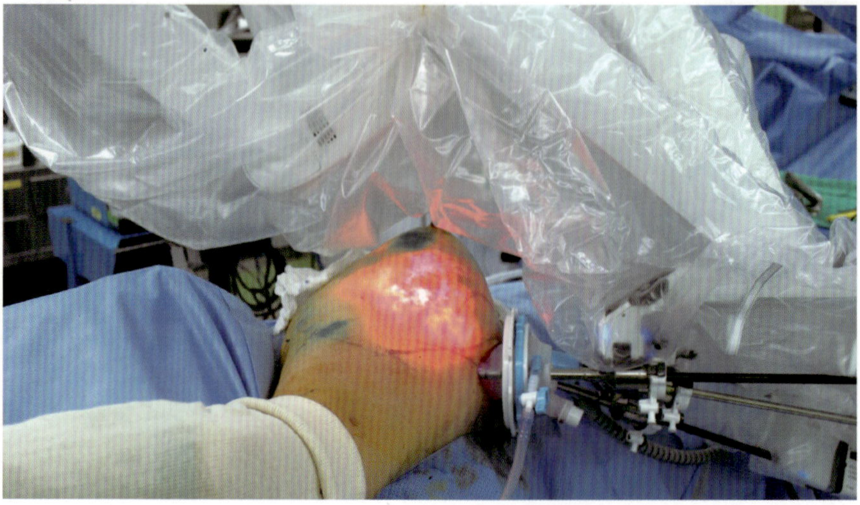

图 8-38　位于乳房上方的机械臂

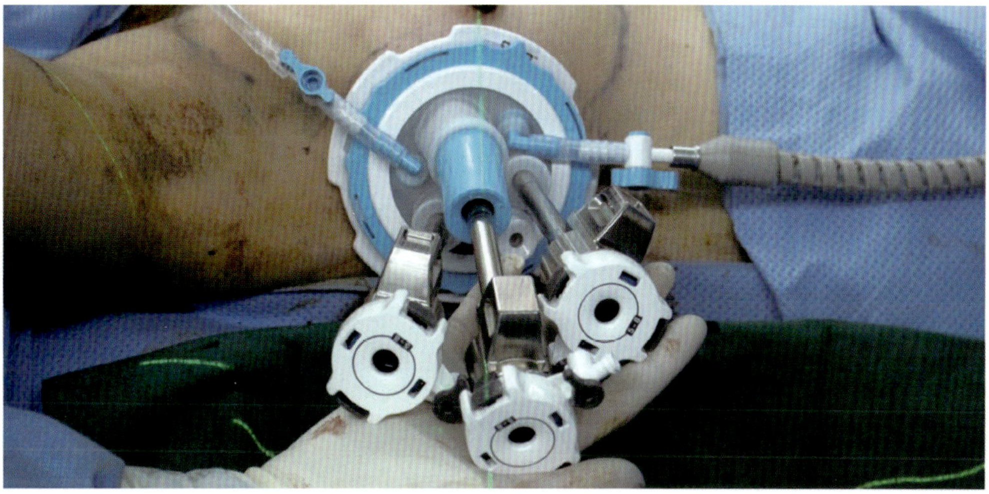

图 8-39　绿色激光器交叉点的定位

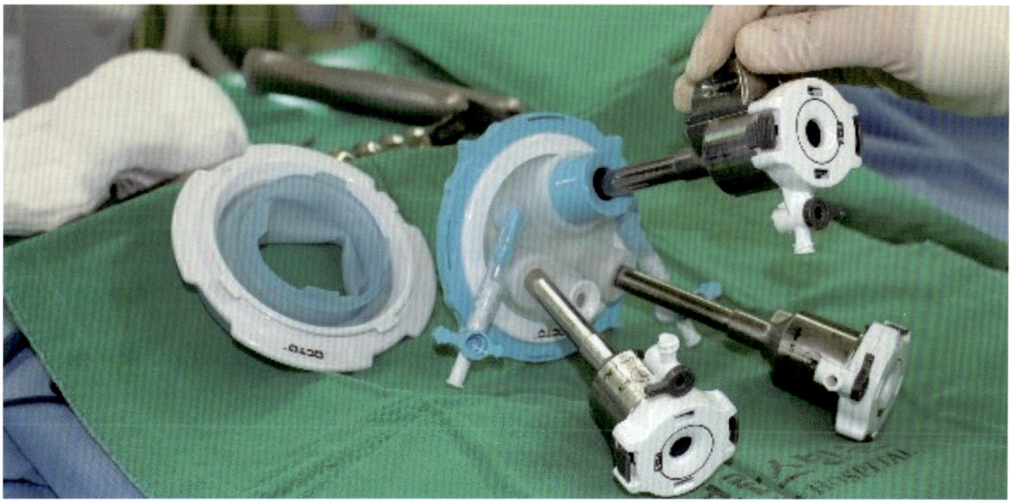

图 8-40　戳卡插入单孔穿刺器

机械臂对接在每个戳卡上。首先，将30° 镜的机器人摄像头安装在中间机械臂上（图 8-41）。

然后，将 ProGrasp™ 镊和单极弯剪分别插入左机械臂和右机械臂（图 8-42，图 8-43）。

旋转

用器械离合和通道离合将镊子、摄像头和单极弯剪等仪器移入工作空间（图 8-44）。

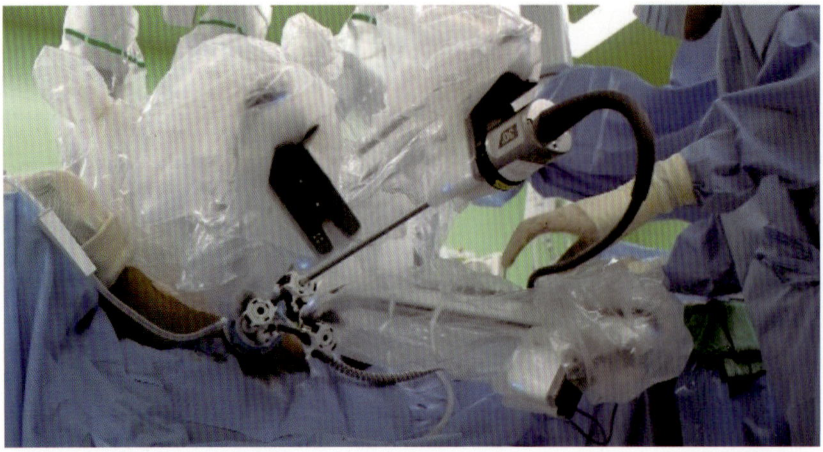

图 8-41　机器人摄像头被安装在中臂上

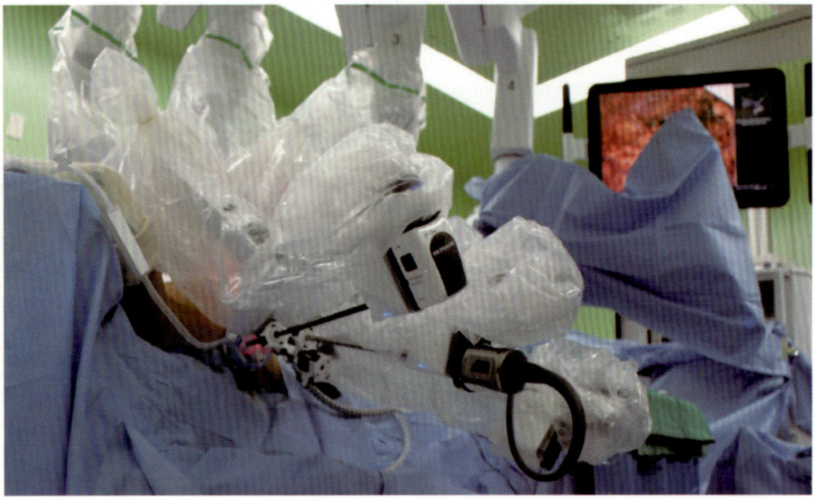

图 8-42　将 ProGrasp™ 镊插入左机械臂

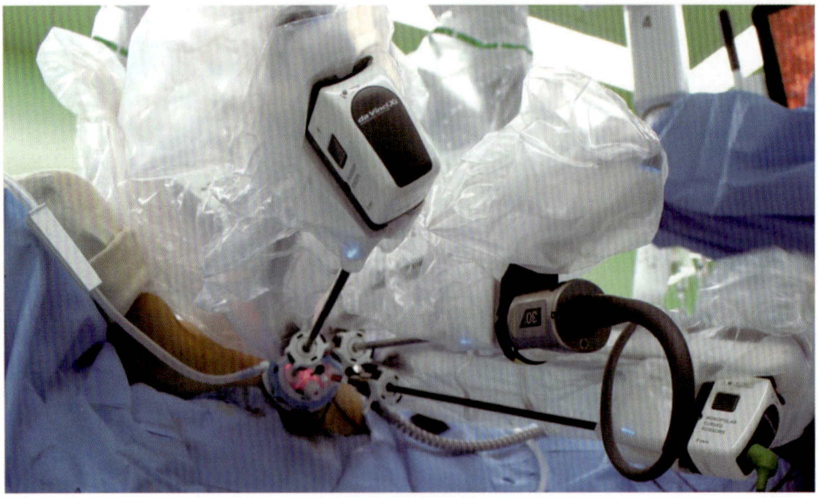

图 8-43　将单极弯剪插入右机械臂

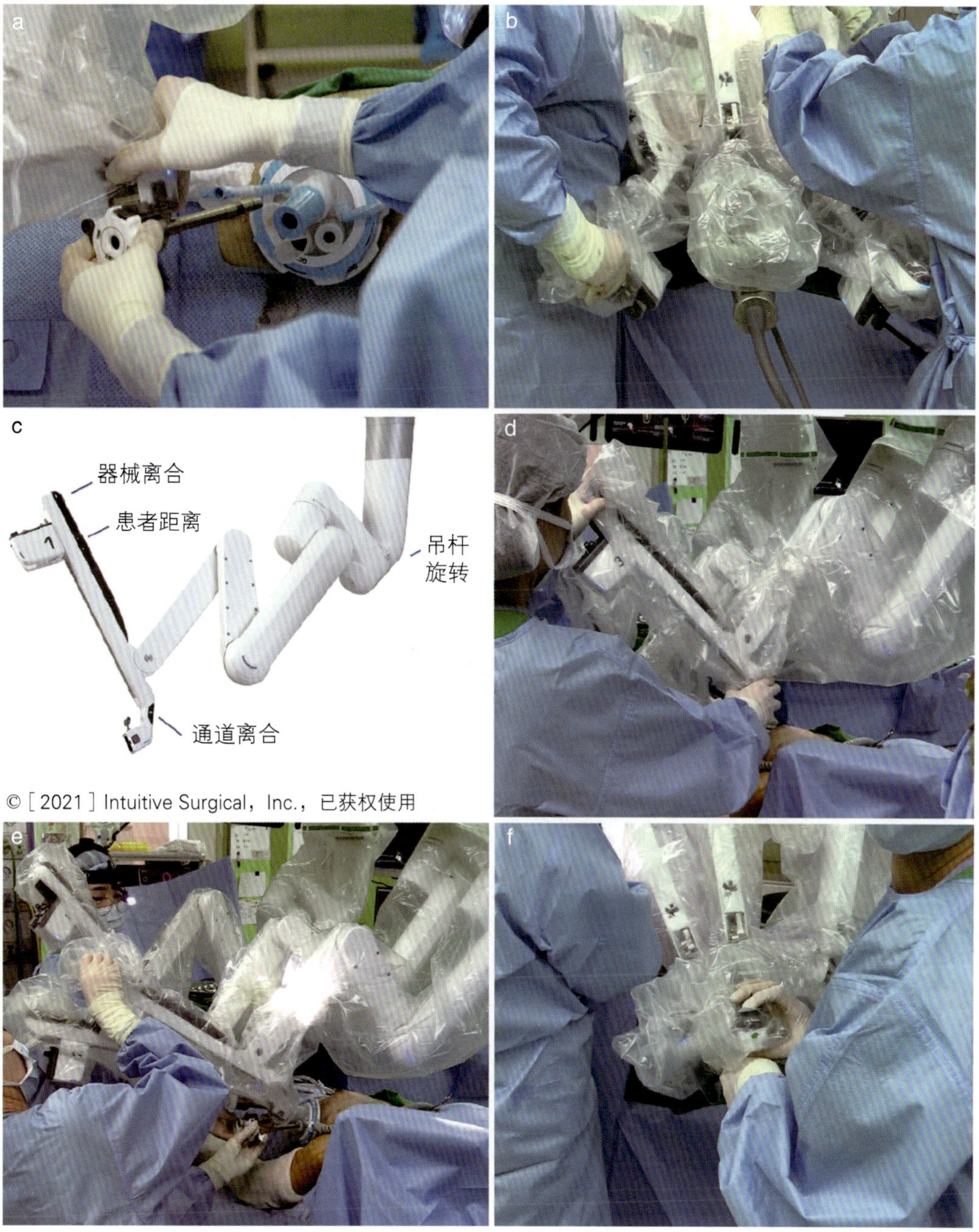

图 8-44　a. 将戳卡与通道离合装置进行对接；b. 调整器械离合与通道离合；c. 机械臂上的控制按钮；d，e. 使用器械离合和通道离合控制机械臂活动；f. 使用器械离合进行控制

入口（图 8–40）。

完成对接之后，镜下可看到皮下组织的隧道（图 8–45）。把这些器械布置成三角形，有利于镜下操作（图 8–46）。

控制台

在操作控制台之前，可以手工调整控制台位置，或一键加载预设设置（图 8–47），以符合人体工学的需求。

器械的摆放呈现三角形外观（图 8–46）。手术第一步，我们倾向于先剥离 NAC 区域，以减少手术时间，因为乳头切缘的冰冻病理环节需要 20~30 min。NAC 的剥离应谨慎进行，以避免撕裂皮肤或 NAC。

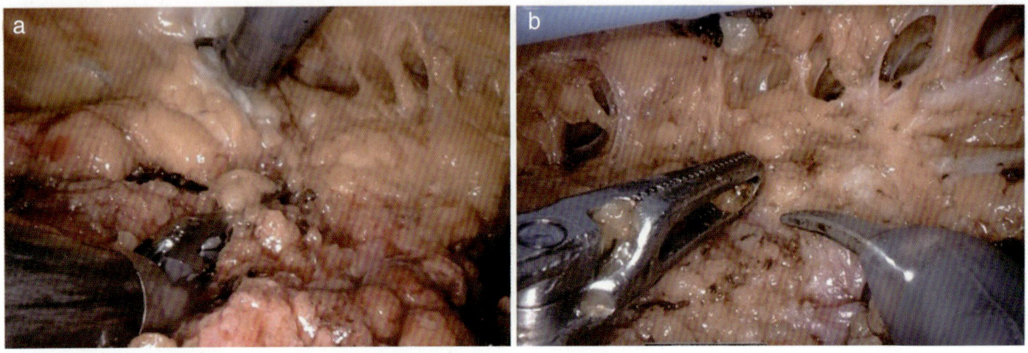

图 8–45　皮下组织的隧道

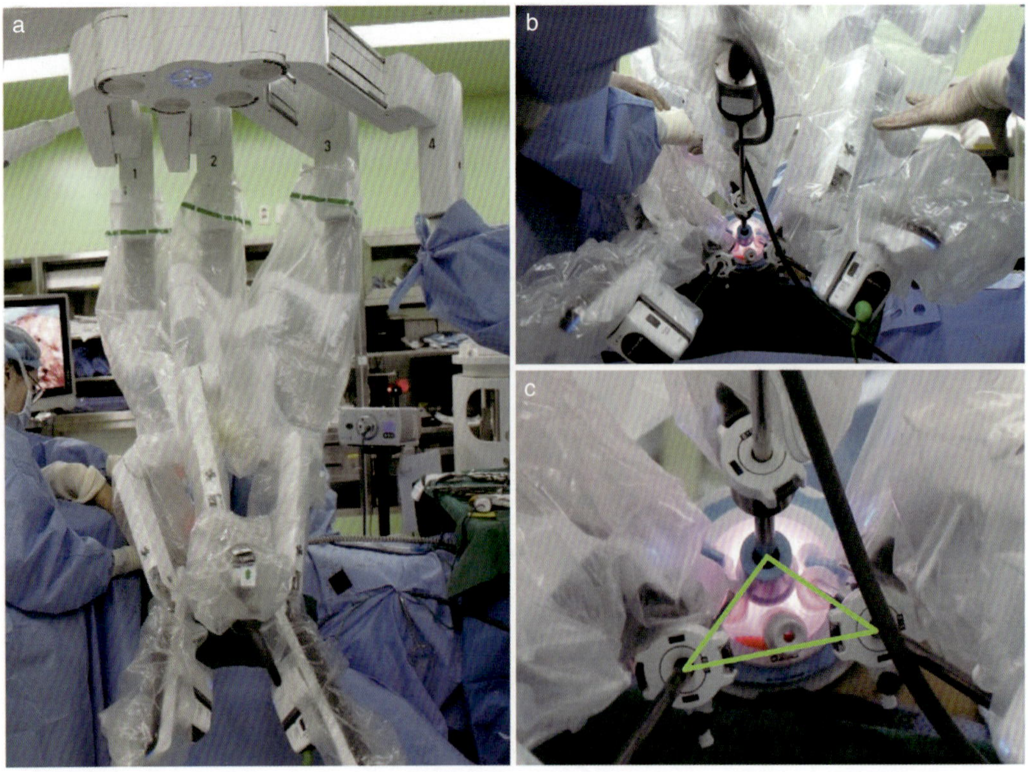

图 8–46　器械的三角形位置

笔者更倾向于解剖并切取乳头内组织，以评估肿瘤的累及程度，并使用镊子和电刀切割模式防止缩回或者用单极弯剪轻轻切割（图 8–48）。

手术助手使用内镜钳插入单孔穿刺器的第三个入口，将乳头内核作为切缘组织取出，并进行冷冻病理切片检查（图 8–49）。

下一步是沿隧道剥离皮下组织的内侧、上极和下极。对接机器人之前已经打通的隧道可以帮助术者更容易地识别解剖平面（图 8–50）。

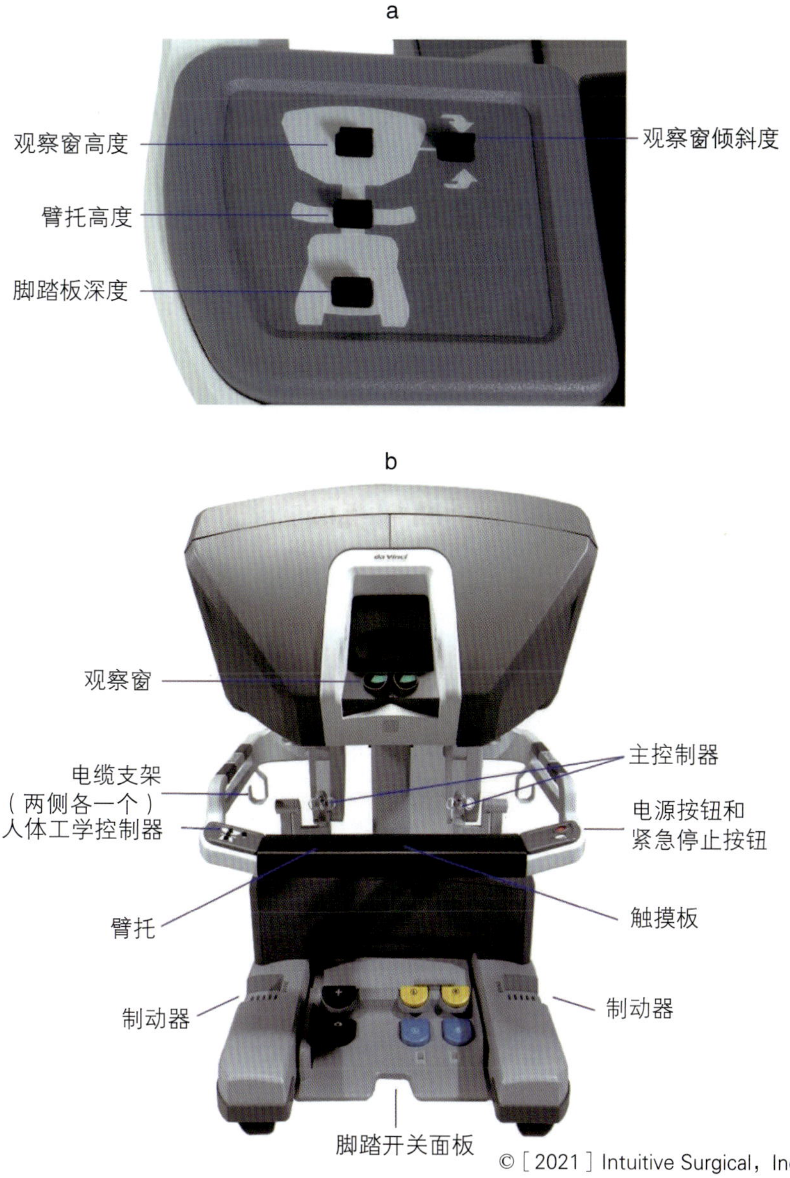

图 8–47　a. 左侧的控件盘；b. 外科医生控制台

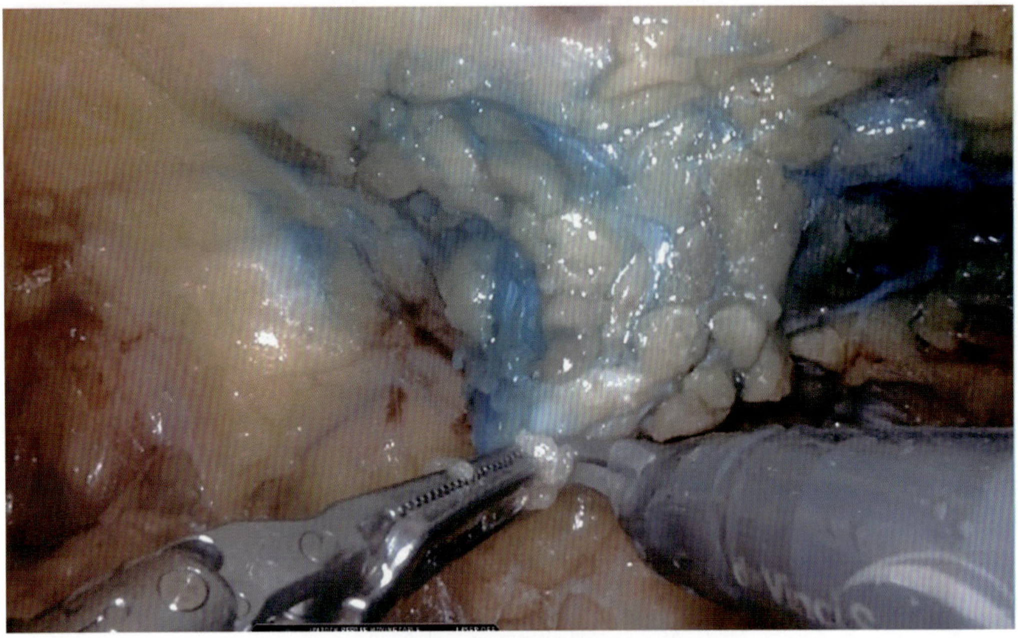

图 8-48　获取乳头内核

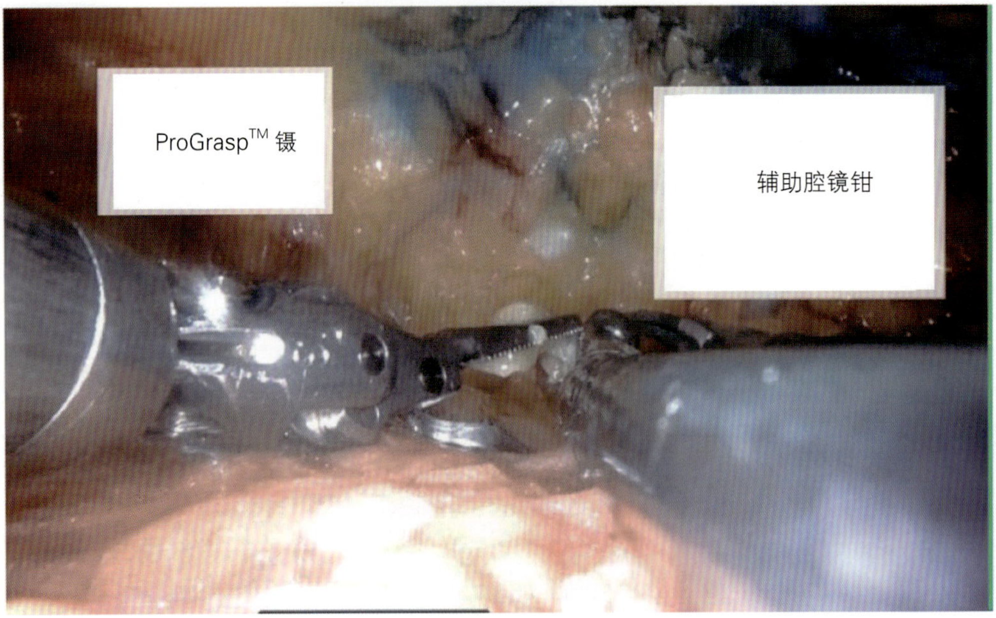

图 8-49　切缘的术中活检

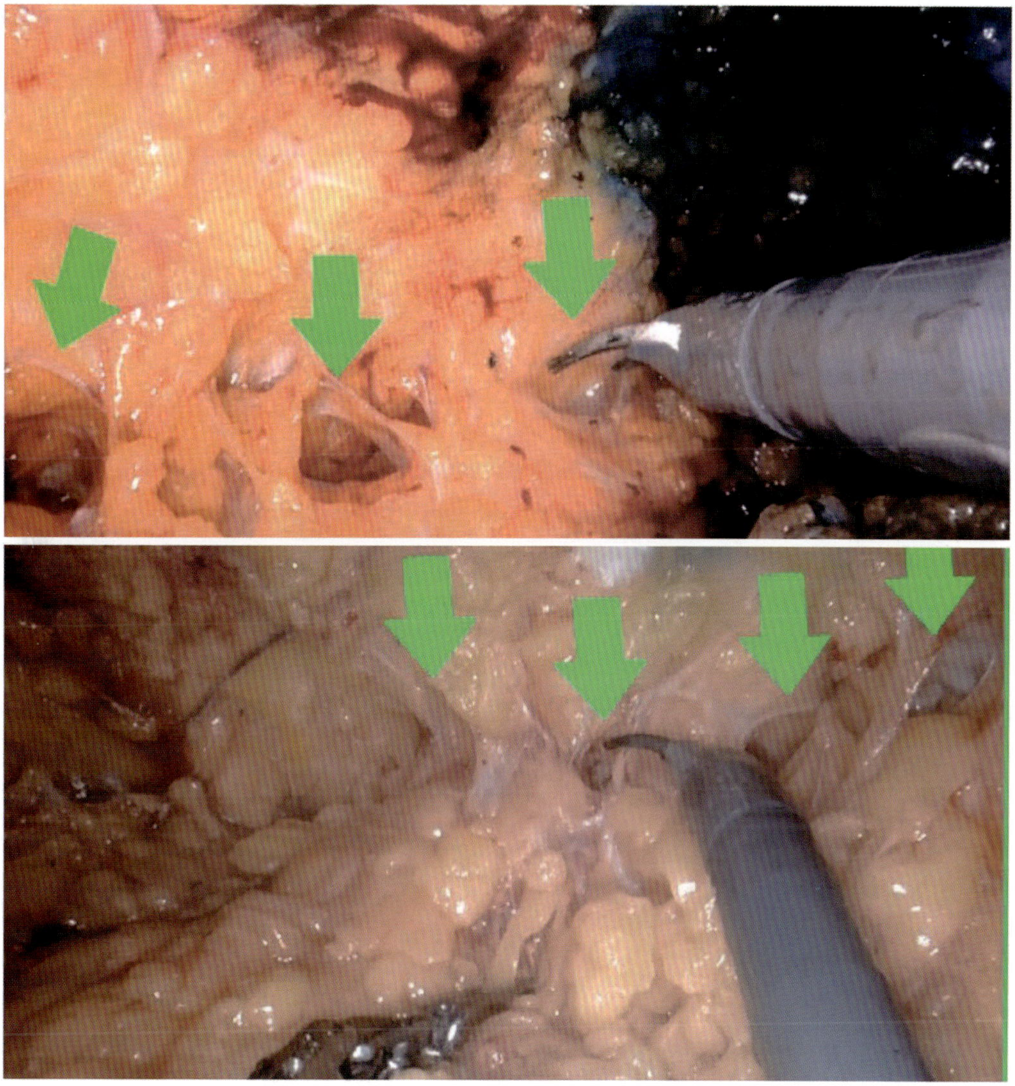

图 8–50　皮下隧道

由于 30° 镜头可能存在盲区，术中会发现部分区域的视线较差，尤其在分离 NAC 之后更为明显。此时，镜头的方向应该更改为 30° 镜面朝下。在改变镜头方向之前，应先移动镜头，使其尽可能靠近浅筋膜层，以避免镜头翻转时触碰到腺体（图 8–51a），而导致视线模糊（图 8–51b）。

之后应继续向乳腺的上、内、下方向进行分离，直到看到腺体边界的蓝色染料。如果术者不熟悉染料标记边界的方法，也可以在术中让助手轻轻按压，提示乳腺边界的解剖位置（图 8–52）。

标本检查

在乳腺实质完全离体后，术者应使用 30° 镜分别朝上和朝下进行仔细检查。确认已达到充分的止血效果后，从单孔穿刺器上断开连接。通过一个长度小于 3 cm 的切口，几乎不可能取出乳腺组织。因此，

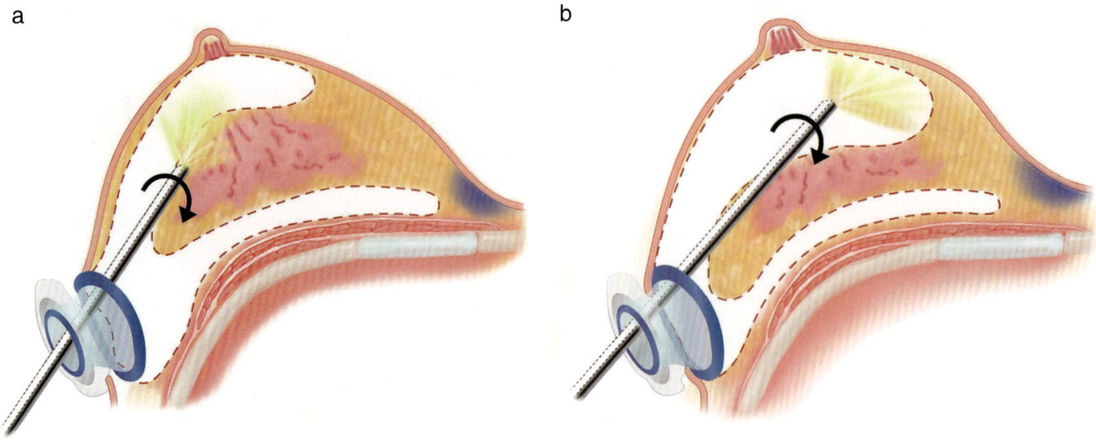

图 8-51　摄像头方向的变化

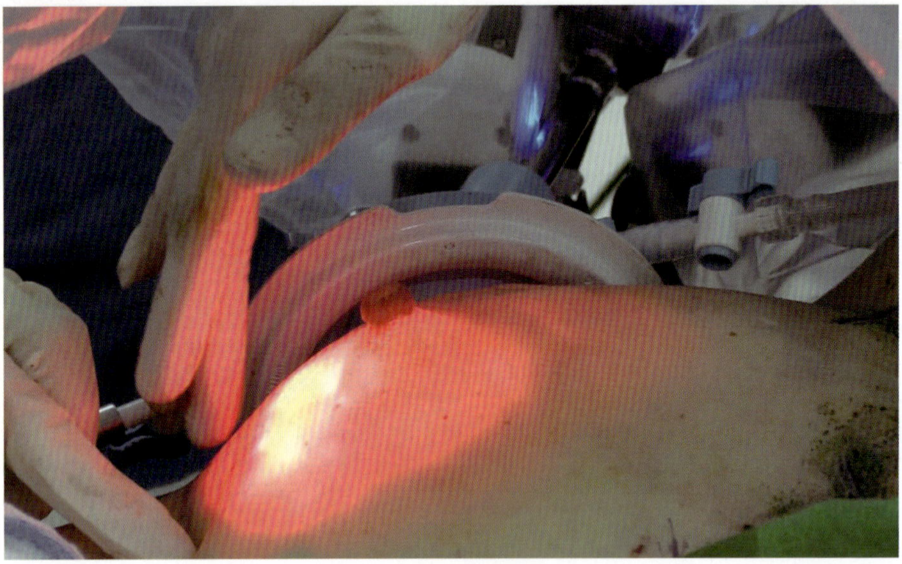

图 8-52　按压边界

更容易接近内侧边界和减少机械臂碰撞的技巧

解剖乳房内侧区域时，由于乳腺实质的凸度，可能很难通过单极弯剪分离内侧部分。为了更容易分离这部分，笔者倾向于在对接机器人之前，尽可能多地直视下解剖乳腺后空间。

此外，对接后要记住以下技巧。第一，请助手使用患者手术平台中的器械离合和单孔 Port 将单极弯剪下移 1~2 cm（图 8-53a）。第二，使用 ProGrasp™ 镊将腺体反折并牵拉向内侧（图 8-53b）。第三，让助手调整机械臂之间的距离，避免发生碰撞（图 8-53c）。第四，解剖乳腺的内上缘时，在镊子的下方交叉使用单极弯剪，使其更容易牵拉和解剖组织，即朴炯硕高镊低剪（HiGLoS）方法（图 8-53d）。

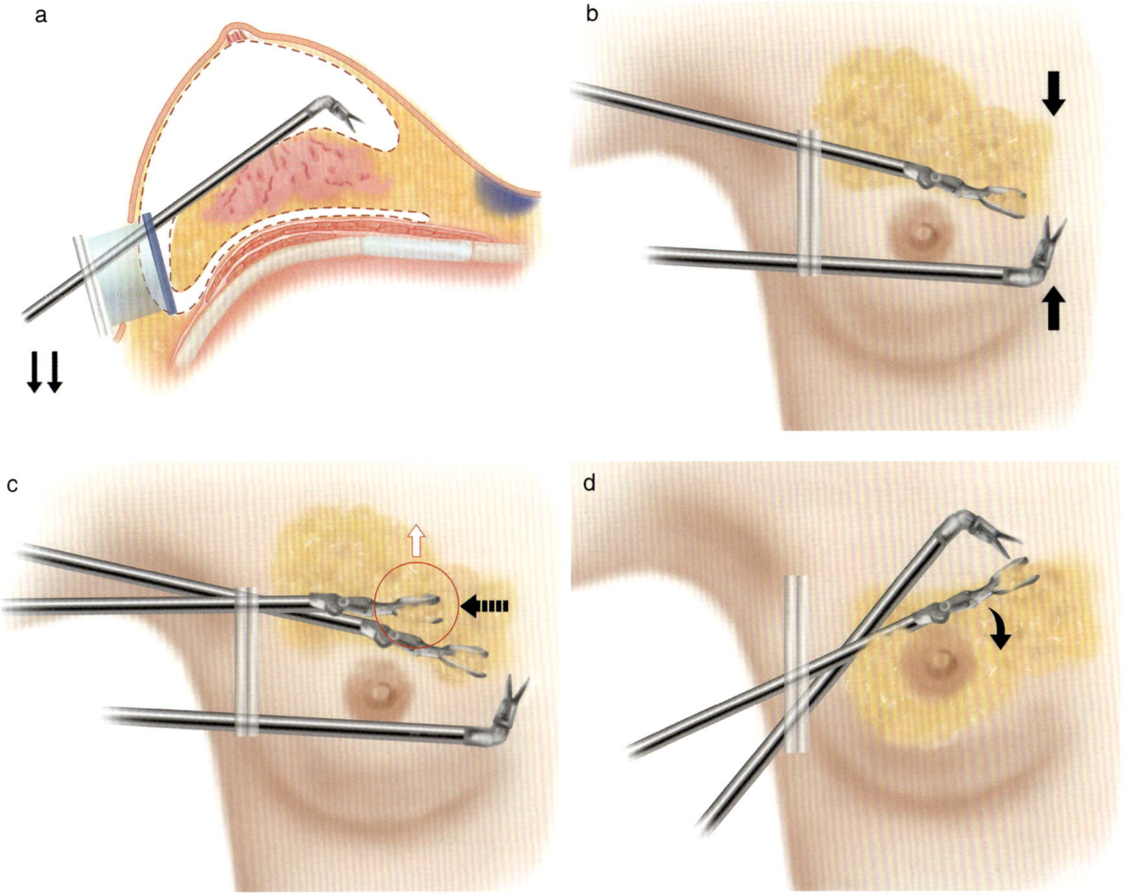

图 8–53　a. 单极弯剪位置的变动；b. 用 ProGrasp™ 镊牵拉乳腺实质；c. 由助手调整机械臂；d. 使用朴炯硕高镊低剪（HiGLoS）方法

术中止血技巧

一般来说，小血管出血很容易通过单极电凝来控制。也可以使用单极电刀来触碰抓钳。在这种方法中，应稍微打开抓钳尖端。如果像传统的开放式手术一样紧紧抓住抓钳尖端，用单极弯剪或电刀接触时，电凝不能有效地传递到出血部位。

当在手术过程中切断穿支血管，无法用上述方法控制出血时，直接使用高级能量器械，如超声刀或双极血管闭合器。由直觉外科公司生产的超声刀可以直接连接在机械臂上，也可以使用第三方公司制造的腔镜超声刀或双极血管闭合器。助手可以通过把腔镜高级能量器械插入单孔穿刺器的第三个通道来控制出血。

在大多数情况下，需要额外延长 1~2 cm 的切口来取出乳腺组织。额外扩大切口的长度取决于初始切口的大小、乳房体积和重量。使用 OCTO™ 单孔套口时，初始切口较长，一般为 3~6 cm。

使用 Oneport® 的话，只有 2.5~3 cm 的切口。如果在 RNSM 术中使用 OCTO™ 单孔套口且切口长度大于 4 cm，通过此切口可以取出大于 250 g 的乳腺标本。表 8-1 显示了切口大小和对应的乳房重量。切口和乳房重量比例合适的话，可以通过切口保护套或单孔穿刺器的环取出乳腺组织（图 8-54）。

取出标本后

乳腺组织取出后，应该检查乳腺组织的手术边缘。可以通过触诊的方法仔细评估，以确认足够的安全边缘。如有可疑病变可以取手术边缘做冰冻病理切片。术者也可以触诊皮瓣的情况，如果发现皮下组织皮瓣厚度超过 5 mm 或有肿瘤累及浅筋膜浅层，可以使用 Metzenbaum 剪刀或电刀扩大切除部分皮下组织，以达到肿瘤学的安全性。

用生理盐水冲洗创腔，可以用光源拉钩暴露胸肌前腔隙，检查是否有隐蔽的出血部位。整个过程结束后，开始进行即刻乳房重建。

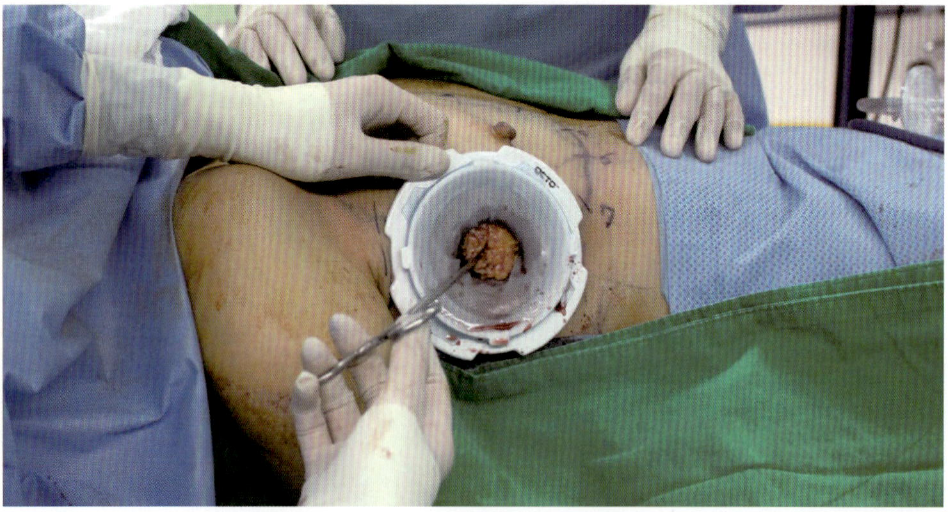

图 8-54　用夹钳取出乳腺标本

9. 非充气法机器人保留乳头乳晕的乳腺切除术

朴炯硕（Hyung Seok Park）

体位

非充气法机器人保留乳头乳晕的乳腺切除术（Robot-assisted nipple-sparing mastectomy，RNSM），术中患者的体位与充气法 RNSM 相同（图 8-3~ 图 8-8）。

切口设计

与充气法相比，非充气法需要更长的切口。切口位于腋前线的垂直方向，长度通常为 4~6 cm，以容纳自动拉钩进入手术操作空间。

边界标记和前哨淋巴结活检

边界标记和前哨淋巴结活检（Sentinel lymph node biopsy，SLNB）采用与充气法 RNSM 相同的方法进行（图 8-11~ 图 8-21）。

创建手术空间

SLNB 后，通过切口使用电刀向乳头 - 乳晕复合体（Nipple-areola complex，NAC）方向分离皮瓣。尽可能地充分游离从腋窝到 NAC 的皮下空间，以便插入自动拉钩，即 Chung 拉钩（图 9-1），这样可以减少手术机器人镜下操作的时间。

手工操作的部分越多，机器人镜下操作就越少，可以减少总的手术时间。但手工游离乳腺内侧部分时难度很大，而机器人解剖内侧时则更为轻松，但需要更长的时间。所以，我们需要在手工解剖和机器人解剖之间找到平衡。

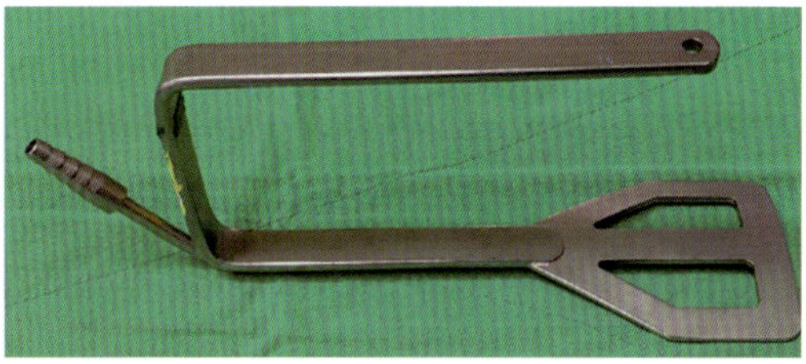

图 9-1　自动拉钩，Chung 拉钩

NAC 区域

我们可以通过 4~6 cm 的腋窝切口，直视下解剖分离 NAC 区域。这是充气法和非充气法的主要区别之一。非充气技术的较长切口使外科医生能够轻松地手工获得乳头下的组织（图 9-2）。

助手可以用手指翻转乳头，暴露乳晕后部分，从而帮助术者切除 NAC 后方组织。

术者使用手术刀锐性切除组织，并通过 Edson 钳取出组织（图 9-3）。

这就是所谓的“苹果去核技术”[1]。乳头下的所有乳腺组织都必须切除直至真皮层[1]。术中进行冰冻病理切片以确认肿瘤边缘是否为阴性。

这种方法的主要优点之一是可以在

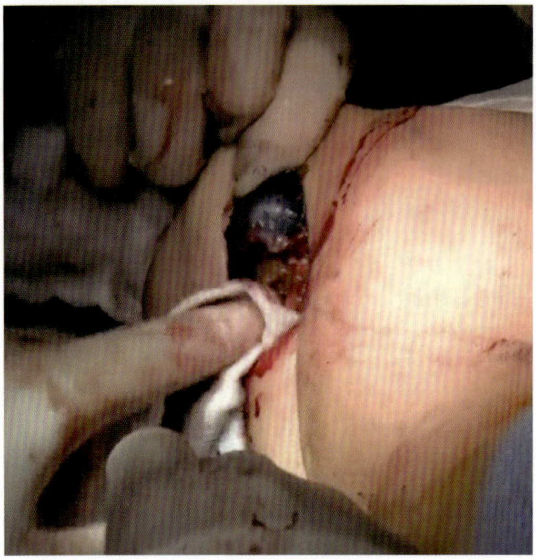

图 9-2　机器人对接前，通过腋窝切口识别 NAC 后方区域

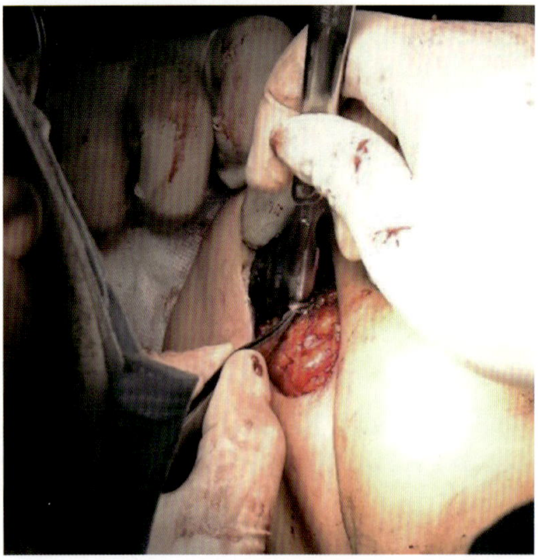

图 9-3　机器人对接前，切取活检 NAC 后方组织

对接机器人之前，确认肿瘤细胞是否累及 NAC。对于在术前影像学评估中无法明确 NAC 是否受累的患者，使用这种方法可能是有益的。如果在冰冻切片中发现 NAC 阳性，应该切除乳头，并通过乳晕周围切口完成保留皮肤的乳腺切除术，从而替代 RNSM。

由于使用机器人手术系统的成本较高，因此在对接机器人之前确定 NAC 是否累及，可能会有助于术式的选择。根据术中冰冻切片的结果，必须切除 NAC 时，可以和患者家属沟通，决定是否放弃机器人手术。

例如，笔者的一位患者在术前评估中，难以判断 NAC 是否受累，影像学的结论也模棱两可（图 9-4）。

在这个病例中，笔者使用了非充气技术，并手工解剖切取了 NAC 下的组织。冰冻病理切片显示肿瘤累及切缘组织。

因此，需要进行保留皮肤的乳腺切除术，术中切除患者的 NAC。笔者放弃了机器人操作，采用环乳晕切口完成了手术，使用这种方法可以将机器人手术系统的成本降至最低。

乳腺后间隙游离

使用光源拉钩或者 Chung 拉钩提起乳腺腺体，暴露术野，解剖分离乳腺后间隙组织（图 9-5）。

和充气法的操作类似，游离到乳腺边界时，可以看到在乳腺边界注入的蓝色染料（图 9-6）。

注射肿胀液

肿胀液的注射方式与充气法技术相同。

自动拉钩的应用

Chung 拉钩由六个部分组成（图 9-7）。

对接

将机器人双目 30° 镜朝下安装在中央机械臂上。一侧机械臂安装开孔双极钳

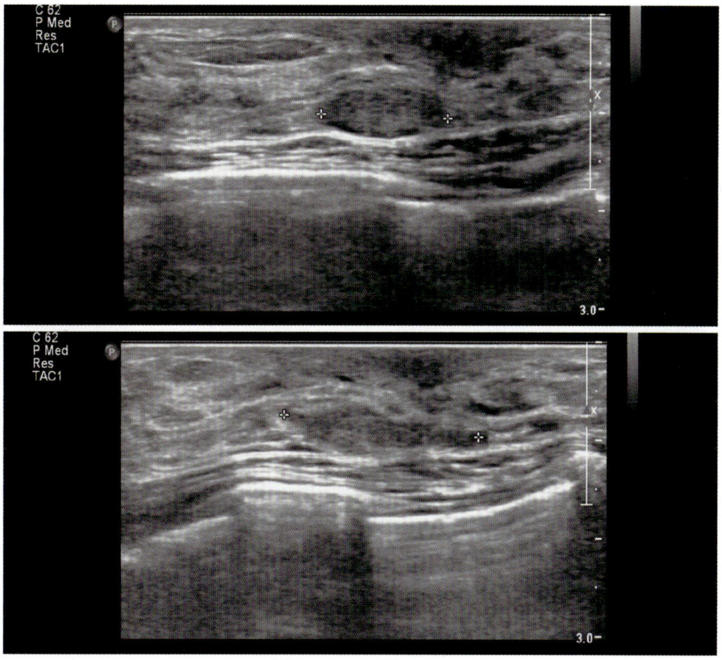

图 9-4　一例 NAC 受累患者术前超声检查

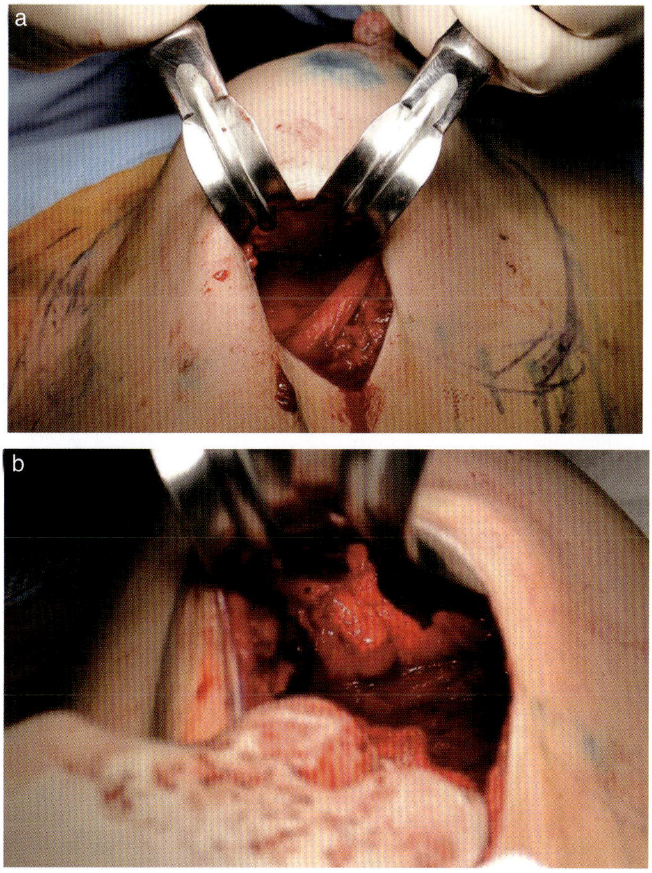

图 9-5　乳腺后间隙的分离

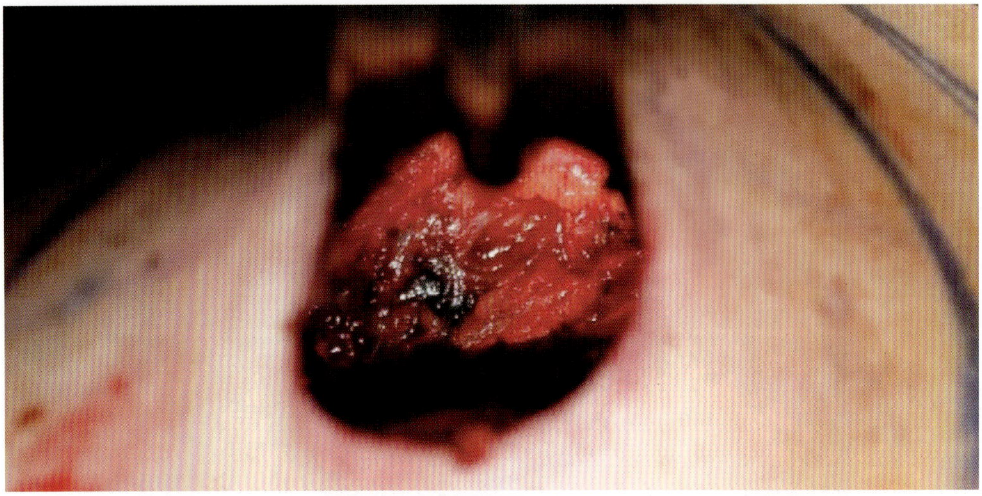

图 9-6　乳腺后间隙游离后，通过切口识别腺体边界的蓝色染料

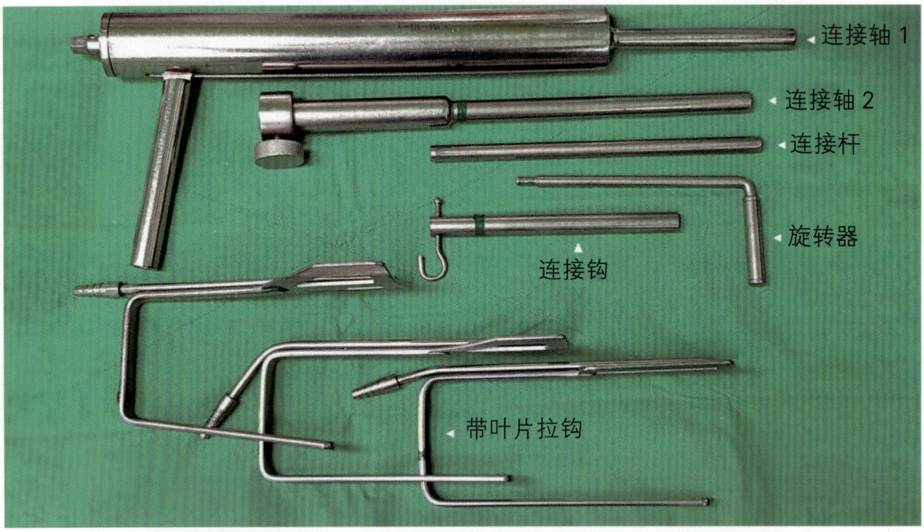

图 9-7　笔者团队开发了一种非充气技术，将原本用于内窥镜/机器人经腋窝甲状腺切除术的 Chung 拉钩，用于机器人乳腺切除手术

或 ProGrasp™ 镊，另一侧安装电刀或单极弯剪。对于非充气技术，可以在第四臂上额外安装开孔双极钳或 ProGrasp™ 镊，术中可以对乳腺实质进行牵拉与反牵拉（图 9-8）。

控制台操作

使用机械臂，沿 NAC 下方的皮下浅筋膜层次游离皮瓣至乳腺内、外、上、下的边缘。助手通过观察皮肤的透光情况（目视观察），来评估皮瓣的状态。如果对接机器人前未完全游离乳腺后间隙，则在镜下分离乳腺后间隙的浅筋膜深层。

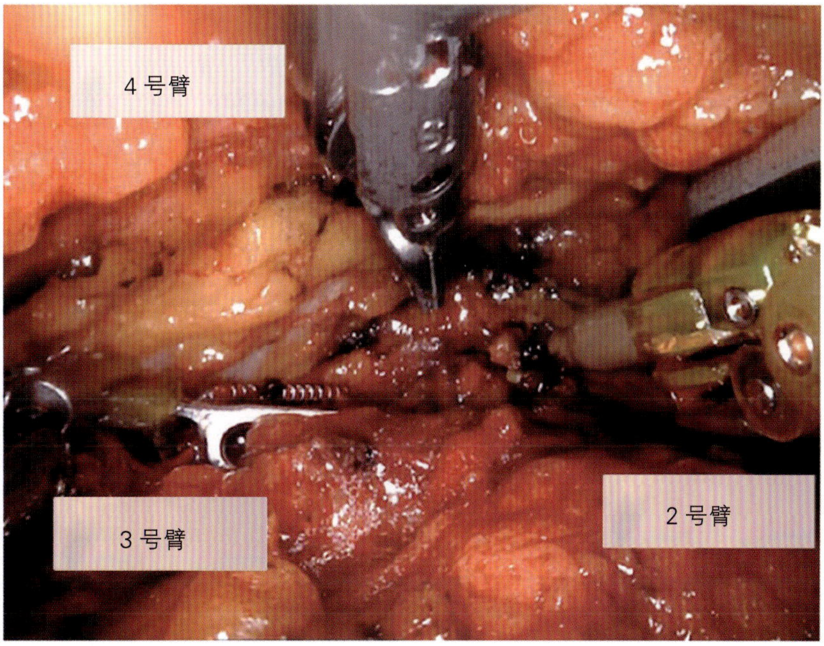

图 9-8　4 号机械臂的使用

在镜下的胸大肌筋膜表面，识别术前注射的蓝色染料，以确定切除了全部的腺体组织。完全切除乳腺实质后，标本可以很容易地通过腋窝切口取出。

标本检查

撤出机器人后，通过切口取出标本。触诊检查标本的手术边缘。和充气法类似，如果怀疑组织切缘可能有肿瘤累及，可以取切缘组织送术中冰冻病理检查，有助于确保肿瘤的安全性。乳腺切除完成后，开始进行即刻乳房重建。

参考文献

[1] Randall P,Dabb R,Loc N."Apple coring"the nipple in subcutaneous mastectomy.Plastic and reconstructive surgery.1979;64(6):800-803

10. 非充气法腔镜保留乳头乳晕的乳腺切除术

朴炯硕（Hyung Seok Park）

体位、切口设计、边界标记和前哨淋巴结活检

患者体位、切口设计、边界标记和前哨淋巴结活检（Sentinel lymph node biopsy，SLNB）等，其操作方法与非充气法机器人保留乳头乳晕的乳腺切除术（Robotic assisted nipple-sparing mastectomy，RNSM）相似。

对于非充气法腔镜辅助保留乳头乳晕的乳腺切除术（Endoscopic assisted nipple-sparing mastectomy，ENSM），建议在腋前线处设计至少 6 cm 的切口。对于初学者，推荐将非充气法 ENSM 的切口位置设置在比 RNSM 手术更向前 1~2 cm 的位置。由于腔镜辅助乳腺切除术使用硬镜设备，其操控器械的自由度比机器人手术系统更小，因此建议通过更长且更靠前的切口来降低腔镜操作的难度。

皮瓣和乳腺后间隙分离

在 SLNB 完成后，通过切口使用电凝刀和（或）高级能量平台（如超声刀或双极电凝），向乳头-乳晕复合体（Nipple-areola complex，NAC）方向分离皮瓣。使用高级能量平台可以更容易地分离皮瓣和乳腺后间隙。

从腋窝到 NAC 的皮瓣可以使用单极电刀锐性分离。应尽可能多地分离皮瓣，以便置入 Chung 拉钩（图 9-7）。其余难以通过单极电凝刀直视分离的皮瓣，可在注射肿胀液后使用组织剪分离。整个皮瓣可采用锐性分离，也可采用钝性分离。可以通过使用单极电凝刀或高级能量平台来控制皮瓣出血。

NAC 区域

经腋窝 6 cm 切口，直视下分离 NAC 区域。这个流程与非充气法 RNSM 相似。

自动拉钩的应用

在分离的皮瓣下方放置一个自动拉钩。如果在放置自动拉钩之前充分地分离了整个皮瓣和乳腺后间隙，剩余的腺体组织将位于乳房的上极、内侧和下极（图 10-1）。剩余腺体可通过腔镜、腔镜抓钳、腔镜单极电钩和（或）长柄高级能量平台进行分离。高级能量平台的长柄器械有助于分离内下象限的腺体（图 10-2）。

标本取出

通过切口将标本取出。标本取出后的步骤与 RNSM 相似（在标本取出后，请参阅第 58 页“取出标本后”）。

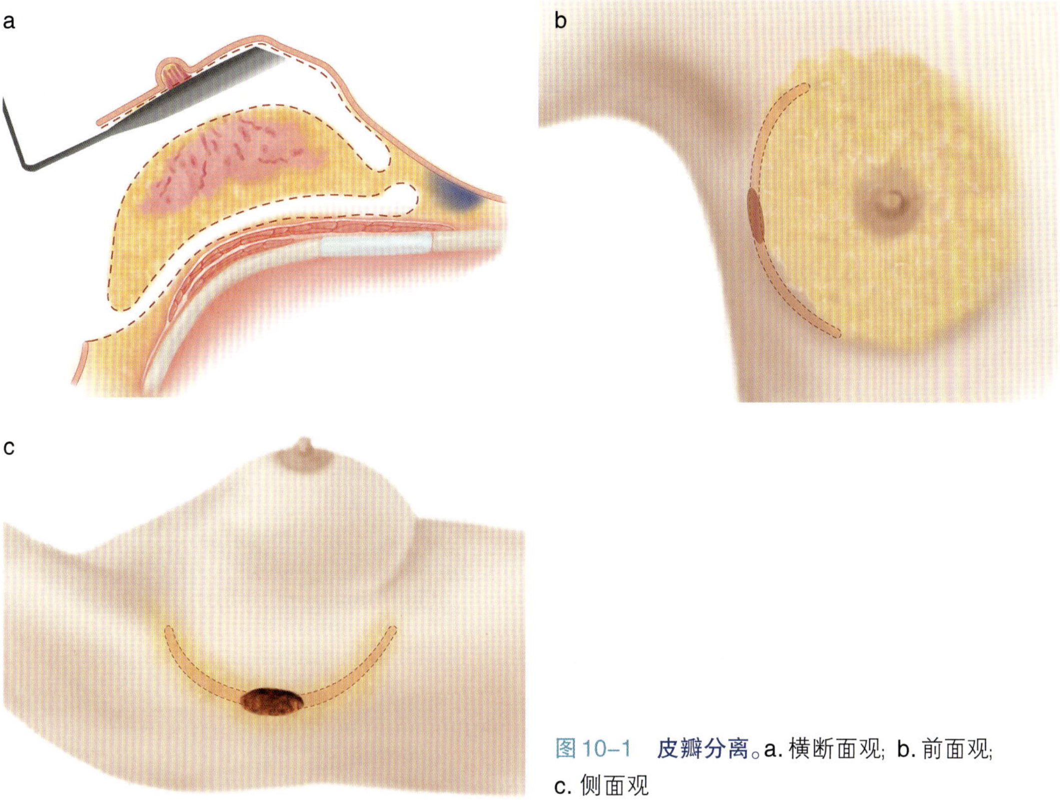

图 10–1 **皮瓣分离。**a. 横断面观；b. 前面观；c. 侧面观

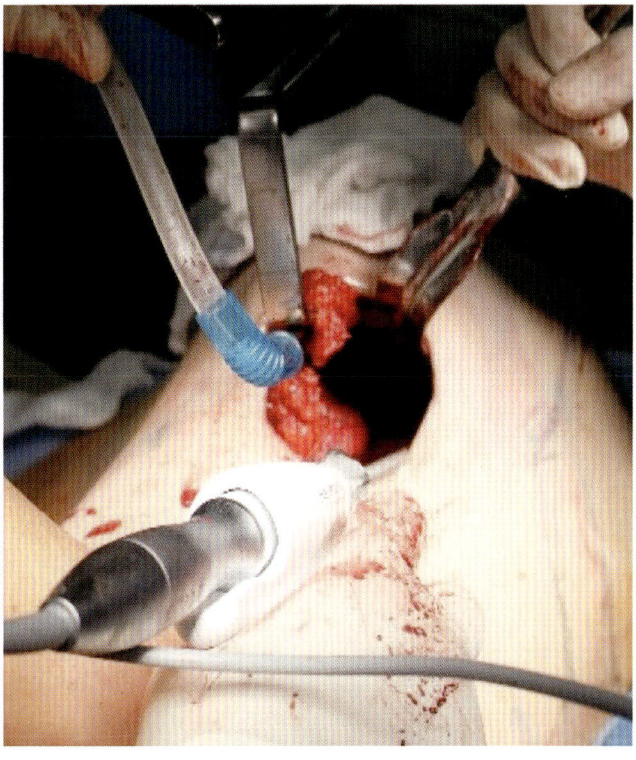

图 10–2 **用于内下象限分离的高级能量装置**

11. 单孔机器人系统保留乳头乳晕的乳腺切除术

朴炯硕（Hyung Seok Park）

位置

使用 SP 系统（Single port system）进行机器人保留乳头乳晕的乳腺切除术（Robotic assisted nipple-sparing mastectomy，RNSM）时，患者的体位与使用多孔系统（包括 Xi 和 Si 系统）进行的手术有所不同。SP 系统的床旁机械臂系统只有一个套管，因此能有效避免多孔系统中机械臂之间的碰撞问题。使用该系统时，患者取仰卧位，通过手臂支架使患者的手臂呈 90°~100° 的外展姿势（图 11-1）。

可以在患者患侧背部下方放置肩垫或枕头，略微抬高患者上半身，不再需要安装上抬式手臂支架（日本，东京，Mizuho 公司）。因为当患者体位摆放合适时，机械臂与患者手臂之间也很少发生碰撞。在放置定向激光器时，一个关键的原则是确保手臂支架上有足够的空间，以保证仪器驱动器与患者的手臂之间不会产生干扰。

切口设计

使用标记笔绘制实际的切口线。切口不宜超过 3 cm，以免漏气。使用 SP 系统进行 RNSM 手术，最佳切口长度为 2.5~3.5 cm。如果需要延长切口进行腋窝淋巴结清扫，需要在单孔装置周围进行缝合以防止

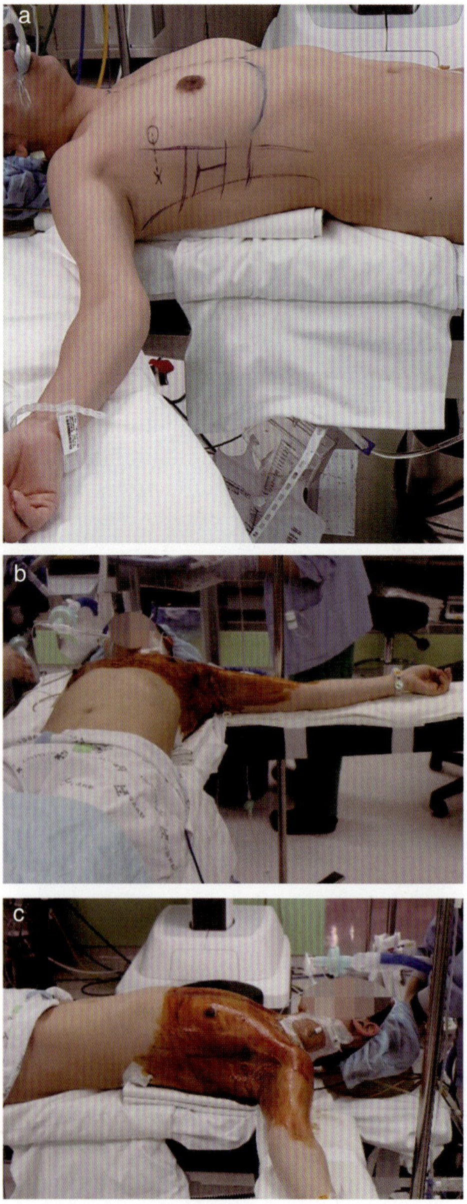

图 11-1　SP 系统的患者体位

漏气。或者可以在取出标本时延长切口长度，在取出标本后，通过延长的切口进行腋窝淋巴结清扫。切口的延长取决于乳房的体积（重量）（表 8-1）。

标记边界

使用蓝色染料作为前哨淋巴结活检（Sentinel lymph node biopsy，SLNB）的示踪剂，注射在乳晕周围皮下。在乳腺周围边界处，用记号笔进行标记（图 8-10），同时在标记点注射蓝色染料，以便于术中识别腺体的边界（图 8-11）。在乳腺边界注射时，应使用 28 G 短针和相应注射器，因为较大和较长的针头可能引起医源性气胸（图 8-12，图 8-13）。注射蓝色染料标记乳房边界时至少注射 12 个点，相邻注射点间隔 2~3 cm（图 8-12，图 8-14）。

SLNB

切开切口后进行 SLNB。用 Senn 拉钩或小的 Richardson 拉钩暴露腋窝（图 8-15），锁胸筋膜显露后，应用伽马探针来探测前哨淋巴结（图 8-16）。

由于切口到腋窝区域的距离较传统的 SLNB 更远，因此可使用具有止血功能的 HARMONIC ACE®+7 超声刀（美国，佐治亚州，科妮莉亚，Ethicon 公司）和含纳米涂层的 Ligasure™ Maryland 闭合切割刀（美国，明尼苏达州，明尼阿波利斯，Medtronic 公司）等高级能量平台进行操作（图 8-17，图 8-18）。SLNB 时使用这些器械更易于分离和止血。在术中，使用光源拉钩可以更好地显示手术视野（图 8-19，图 8-20）。术中冰冻病理切片可用于判断前哨淋巴结中是否有癌细胞转移。如果前哨淋巴结有转移，可以通过扩大切口进行传统或机器人辅助的腋窝淋巴结清扫（图 11-2）。

操作空间的创建和乳腺后间隙分离

在 SLNB 术后，需要建立操作空间（图 8-22~ 图 8-25）。预估的操作空间区域可以通过使用切口保护套比对，然后用标记笔描绘（图 8-23）。使用单极电凝刀手动分离腺体浅层和乳腺后间隙，尽可能多分离一些，以建立操作空间。

注射肿胀液

在浅筋膜浅层注入肿胀液，再使用组织剪进行皮下组织隧道的分离（图 8-32）。隧道分离后沿着乳房滚动纱布或海绵，将

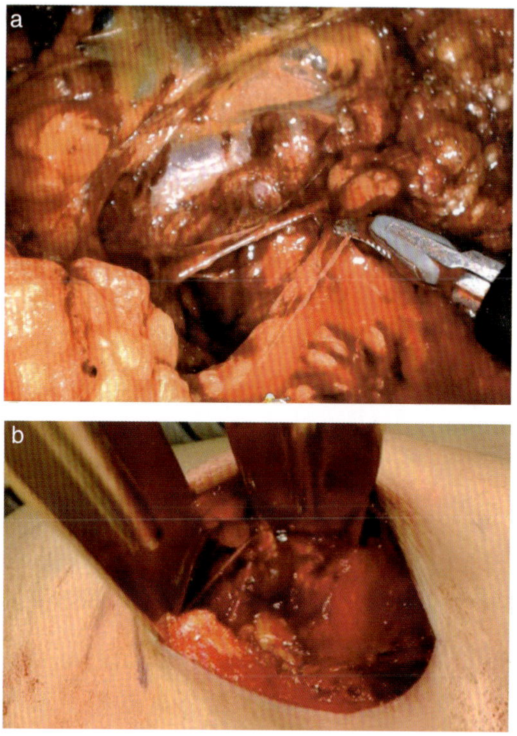

图 11-2　腋窝淋巴结清扫。a. 机器人辅助腋窝淋巴结清扫的视图；b. 通过 RNSM 切口进行传统腋窝淋巴结清扫的视图

剩余的肿胀液挤到切口处（图 8–33）。

单孔设备的固定

将 Alexis® O 切口保护套或 UNI–PORT 切口扩张器放置于建立的操作空间。接着，将机器人系统套管放入切口保护套上的 GelPoint® 或 UNI–PORT 中，患者手术平台放置在手术野对侧（图 8–37）。此外，在机器人系统套管旁边的 GelPoint® 或 UNI–PORT 中额外插入一个 5 mm 的端口，以提供辅助操作通道。

乳头 – 乳晕复合体的牵引悬吊缝合术

机器人在进行乳头 – 乳晕复合体（Nipple–areola complex，NAC）下分离时，采用悬吊式缝合将 NAC 上提，以避免损伤（图 8–36）。

对接

将摄像头安装在摄像头插孔上，随后将 da Vinci SP® 有孔双极镊（FBF）、da Vinci SP®Maryland 双极镊（MBF）或 Cardiere 镊，以及 da Vinci SP® 单极手术弯剪（MCS）分别安装在机器人系统的 1 号、2 号和 3 号机械臂上。

控制台操作

术者在控制台上操作控制机械臂，使用单极弯剪分离皮瓣，同时用双极钳反向牵引，辅助暴露术野。摄像头以类似眼镜蛇姿势站立，可显示中部区域以方便术者进行分离操作（图 11–3）。

沿着乳房内侧边界分离皮瓣，发现蓝色染料时停止分离，上极皮瓣与下极皮瓣分离方式相似。在完成皮瓣分离后，将器械旋转 180° 使摄像头放置在低位，使用单极弯剪分离剩下的乳腺组织，并使用 FBF 和 MBF 进行反向牵引，辅助暴露。

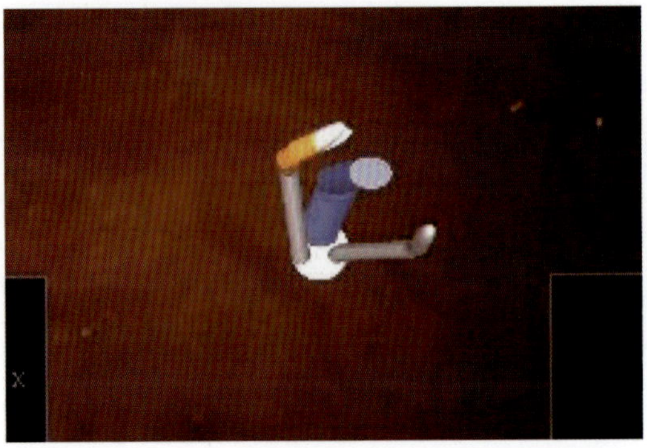

图 11–3 SP 系统中摄像头的眼镜蛇姿势

标本取出

在乳腺腺体完全分离后，可撤出器械并将标本完整取出。通常，无法从 2.5~3.0 cm 的小切口中将标本取出。可通过延长切口来取出标本，切口延长的长度取决于乳房体积（重量）。

标本取出后

对切除的乳腺组织边缘进行触诊检查，可大致确认切缘的安全性。如怀疑存在肿瘤残留，可进行切缘组织冰冻切片检查。如果皮瓣厚度超过 5 mm 或者皮下层受肿瘤浸润，可使用组织剪或电凝刀手动切除更多的皮下组织，以达到肿瘤学安全。

用生理盐水冲洗胸肌前间隙后，使用光源拉钩辅助检查胸肌前间隙有助于发现渗血部位。乳腺切除术完成后，即可进行乳房重建手术。

第4部分

乳腺切除术后即刻乳房重建

12. 假体乳房重建简介

朴炯硕（Hyung Seok Park）

假体重建是大多数国家最常用的乳房重建方法。在假体重建中，通常使用组织扩张器或乳房假体（通常由硅胶制成）来重建被切除的乳房。这种方法比应用自体游离皮瓣更为简单。自体游离皮瓣技术需要特殊的手术器械或技术，如多普勒仪、显微镜和显微外科技术，需要额外的培训和学习曲线。而假体重建则不需要特殊的手术器械或技术，因此外科医生可以较为容易地完成这种重建。当然，丰富的经验和知识也是提高患者安全性和满意度的必备条件。

假体重建还有其他优点，包括手术时间短、瘢痕较小、恢复时间较短。该技术的缺点包括有感染的风险、包膜挛缩和乳房假体相关间变性大细胞淋巴瘤的风险。

分期

假体重建可以分为一步法重建和两步法重建。

两步法重建：在第一阶段手术中把组织扩张器置入胸肌后方或前方，在皮肤拉伸扩展后，在第二阶段手术中移除组织扩张器，并将永久性假体置入包囊中。胸肌后两步法乳房重建因其安全性而被认为是假体重建的标准方法[1-3]。

相比之下，在一步法乳房重建中，永久性假体直接置入适当的乳房间隙中，而无须进行组织扩张。这种方法得益于保留乳头乳晕的乳腺切除术（Nipple-Sparing Mastectomy，NSM）和脱细胞真皮基质（Acellular Dermal Matrix，ADM）的广泛应用[4]。这种方法也称为假体直接置入（Direct-to-implant，DTI）手术。

机器人保留乳头乳晕的乳腺切除术（Robot-assisted NSM, RNSM）后假体乳房重建方法的选择

RNSM 术后，一步法或两步法乳房重建都是可行的。一般来说，两步法假体重建的患者满意度较高，且并发症较少，这一点已经达成共识。特别是两步法重建可以使乳腺切除后皮瓣缺血和坏死的风险最小化。但是，如果外科医生能够适当地选择皮瓣缺血和坏死风险较低的患者，DTI 可以提供与两步法乳房重建手术相当的效果（图 12-1）[5]。幸运的是，根据我们的经验，在选择适当患者的情况下，DTI 手术发生乳头坏死的风险相对较低。

评估乳腺切除后皮瓣的血流灌注

乳腺切除后，为了确定包括皮肤和乳头-乳晕复合体（Nipple-areola complex，NAC）在内的整个皮瓣的血流灌注量，我们建议在决定重建方法之前使用吲哚菁绿（ICG）进行血管造影。该方法通常用于确

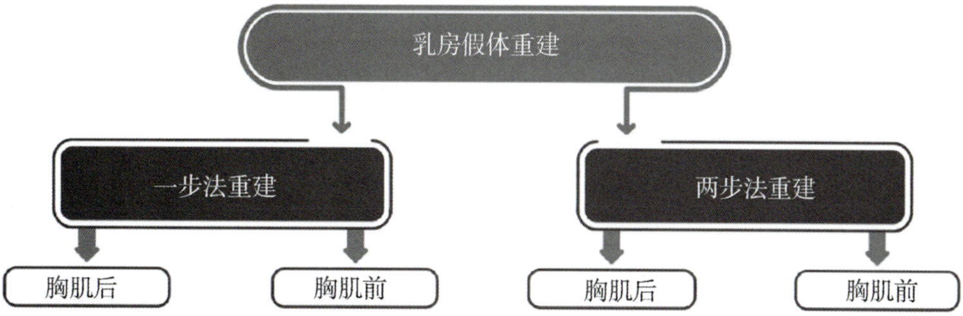

图 12-1 机器人乳腺切除术后假体乳房重建方案图示

定皮瓣血流灌注面积或淋巴流量[6]。它还有助于确定 RNSM 后乳头的存活率或乳腺切除后皮瓣的血流灌注情况。

如果皮肤和乳头区域的血流灌注得到确认，则进行 DTI 的并发症风险就相对较低。如果在乳头周围检测到大面积的非灌注区域，则应考虑使用组织扩张器进行两

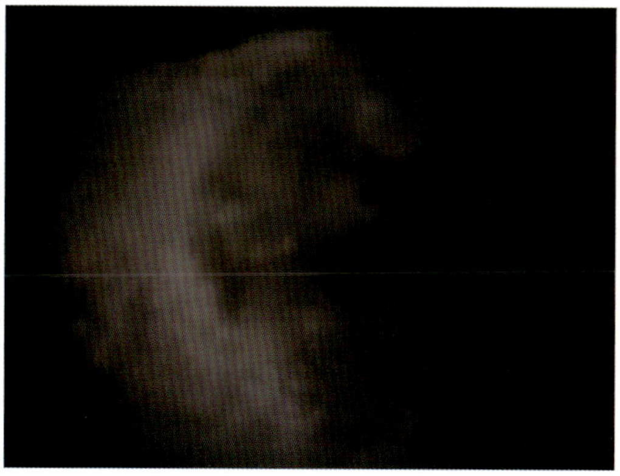

图 12-2 使用 FLUOBEAM® 进行左侧 ICG 血管造影。图示为机器人乳腺切除术病例，右侧黑色区域表示血流灌注不足

步法重建，而不是进行 DTI（图 12-2）。

机器人假体乳房重建

机器人手术系统可以用于假体乳房重建的多个步骤。具体来说，胸大肌后间隙游离、ADM 的固定和乳房下皱襞（Inframammary Fold，IMF）的固定都可以使用机器人手术系统进行。在某些情况下，经验丰富的外科医生可以使用长器械手动完成所有这些手术；但在更多情况下，由于小切口和胸壁弧度导致手术视野受限，使得手术难以完成甚至完全无法操作。这些局限可能会导致术者腔隙游离不完整、ADM 定位错误，以及难以识别和凝断肋间穿支血管。

笔者对达芬奇 Si、Xi 和 SP 系统（美国，加利福尼亚州，桑尼维尔，直觉外科公司）都有使用经验。其中达芬奇 SP 系统更适合乳腺手术，因为它可以在有限的空间内通过小切口进行分离和固定。

参考文献

[1] McCarthy CM,Mehrara BJ,Riedel E,Davidge K,Hinson A,Disa JJ,et al.Predicting complications following expander/implant breast reconstruction:an outcomes analysis based on preoperative clinical risk.Plastic and reconstructive surgery.2008;121(6):1886-1892.

[2] Ahn SJ,Woo TY,Lee DW,Lew DH,Song SY.Nipple-areolar complex ischemia and necrosis in nipple-sparing mastectomy. European journal of surgical oncology :the

journal of the European Society of Surgical Oncology and the British Association of Surgical Oncology.2018:44(8):1170-1176.

[3] Negenborn VL,Young Afat DA,Dikmans REG,Smit JM,Winters HAH,Don Griot JPW,et al.Quality of life and patient satisfaction afer one-stage implant-based breast reconstruction with an acellular dermal matrix versus two-stage breast reconstruction(BRIOS):primary outcome of a randomised,controlled trial.Lancet oncology.2018;19(9):1205-1214.

[4] Sacberg CA,Ashikari AY,Koch RM,Chabner Thomp-son B.An 8-year experience of direct-to-implant immediate breast reconstruction using human acellular dermal matrix (AlloDerm).Plastic &Reconstructive Surgery.2011:127(2):514-524.

[5] Sinivasa DR,Garvey PB,QiJ,Hamll JB.Kim HM.Pusic AL,et al.Direct-to-Implant versus Two-Stage Tissue Expander/ Implant Reconstruction:2-Year Risks and Patient-Reported Outcomes from a Prospective,Multicenter Study.Plastic &Reconstructive Surgery.2017;140(5):869-877.

[6] Lee SK,Lee DW,Lew DH,Song SY.Determining the Trimming Layer in Breast Reconstruction with a Free TRAM Flap Using Intraoperative Video-angiography.Plastic and Reconstructive Surgery-Global Open.2017;5(3):e1266-e.

13. 两步法乳房重建

朴炯硕（Hyung Seok Park），宋承英（Seung Yong Song）

自 1982 年 C. Radovan 首次介绍两步法乳房重建以来，这个方法被众多外科医生视为乳房重建的标准方法。Radovan 把胸肌后作为假体置入层次，但是随着脱细胞真皮基质（Acellular Dermal Matrix，ADM）补片的发展，胸肌前平面也成为一个可行的选择[1，2]。

实际上，由于机器人保留乳头乳晕的乳腺切除术（Robot-assisted NSM, RNSM）保留了乳头 - 乳晕复合体，两步法乳房重建的必要性被降低了，但对一部分患者还是适用的。

通常，因为二次手术会出现一些技术难点，我们更倾向于一步法乳房重建。两步法乳房重建的二次手术时，常需要更多步骤进行永久性假体置入，包括包膜切除、包膜部分切除、包膜松解和（或）乳房下皱襞重建。RNSM 位于胸壁外侧的小切口给手术带来了更大的难度，可直接导致各种术后并发症并降低患者满意度。因此，我们推荐在条件允许的情况下，RNSM 后直接行假体乳房重建。在一些特殊的情况下，如患者希望健侧隆乳或乳腺全切后皮瓣血流灌注明显下降时，再考虑两步法乳房重建。

胸肌后两步法乳房重建

第一步：置入组织扩张器

笔者倾向于选择 ADM 覆盖假体的下极。胸大肌提升和 ADM 固定既可通过机器人辅助，又可以采用人工方法进行。当切口在更加外侧的地方或更小时，人工完成上述操作是有难度的。用机器人系统进行组织扩张器置入时，主要的难题是医生难以判断腔隙内确切位置。用蓝色染料如美蓝在皮肤或软组织上标记，或由患者身侧的助手帮助，可以降低操作难度（图 13-1）。

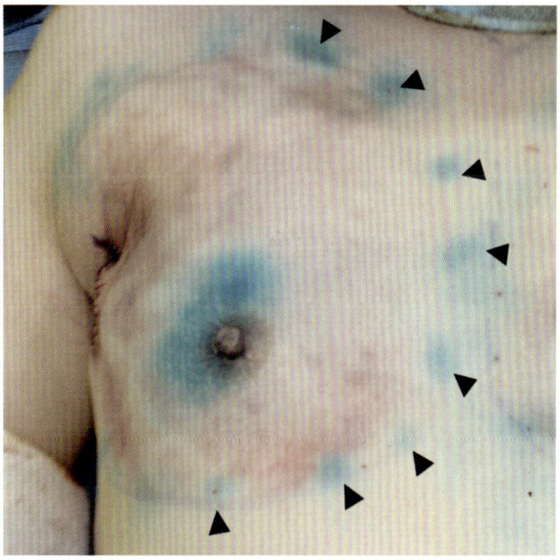

图 13-1　使用蓝色染料标记剥离范围（黑色箭头指示的是天蓝色标记），蓝色染料不仅要注射到皮肤里，也要注射到皮下组织或肌肉里。这些标记对于乳腺外科医生和重建医生都有帮助

另外，在埋植组织扩张器的注水壶时，切口可能需要进行延长。

第二步：取出扩张器，置换永久性假体

第二期手术难度更大，因为切口位于侧面，所以视野受限、操作空间小。这个阶段并不使用机器人系统，因为包膜的处理、假体位置的确定常需要多次调整患者体位以确保准确性。另外，笔者认为，机械臂的放置与移除是非常烦琐的步骤，因此在第二期手术使用机器人辅助是不合适的。

第二期手术可以人工完成，需要长且直的单极电凝、持针器和血管钳等器械。在大多数病例中，医生可根据个人喜好选择更长的器械来完成RNSM后的包膜切除、包膜部分切除、包膜松解及乳房下皱襞重建。

遗憾的是，由于操作空间狭窄，医生在完成这些人工步骤时不能采取舒适的体位。因此，如果医生因为包膜挛缩、动态畸形等并发症而需要在第二期手术时进行一些修复操作，会很困难。腔镜设备可以辅助这些步骤（图 13–2）。但是，腔镜操作需要一定的学习，并且需要注意不要穿破乳房皮肤。

因此，胸肌后平面进行假体重建不是机器人乳腺全切后的最佳选择。

进一步的修复如脂肪移植也可以在这一期进行。

胸肌前两步法乳房重建

第一步：置入组织扩张器

与胸肌后置入组织扩张器相比，在胸肌前置入组织扩张器更像直接置入假体。

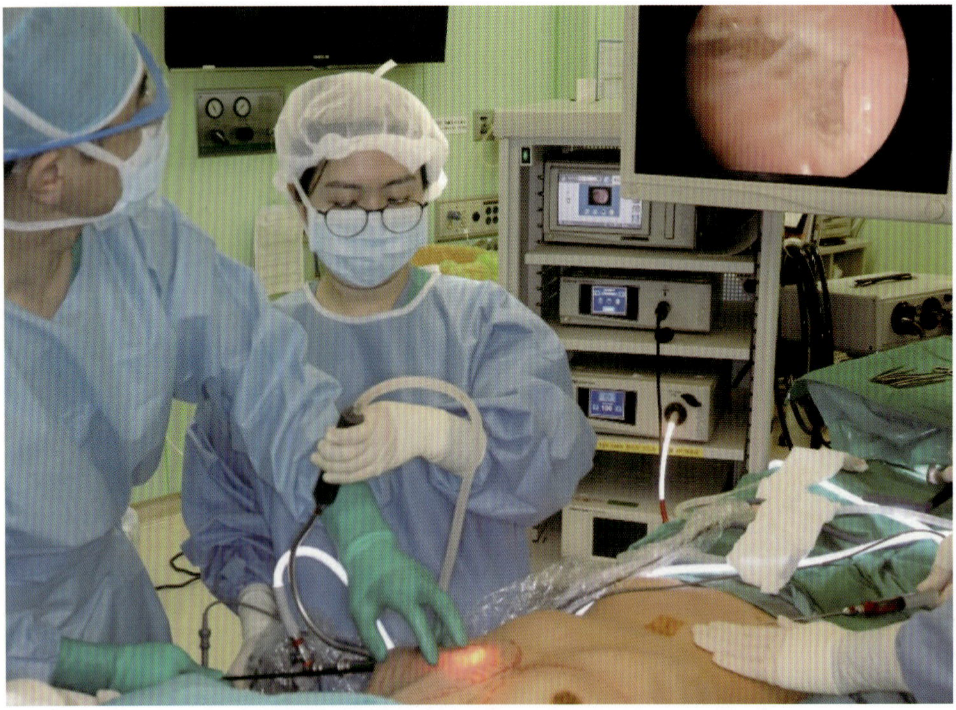

图 13–2 使用腔镜技术完成第二期手术：扩张器取出、永久性假体置入

由于切口较小、组织扩张器易压瘪、ADM固定时有损伤扩张器的风险，因此很难在扩张器前完成覆盖（图 13–3）。相比而言，用 ADM 包裹扩张器技术是一个可行的方法（图 13–4）。但是，用 ADM 包裹扩张器、通过小切口在胸肌前层次置入 ADM 包裹的扩张器是不容易的，需要至少 4~5 cm 的切口。医生需小心地将扩张器放在正确的位置，并且在固定缝合时不能将 ADM 撕裂。

为了在胸肌前置入组织扩张器，笔者倾向于注入盐水将扩张器扩张到接近完全的状态，因为 ADM 更容易贴合完全扩张的扩张器。将 ADM 包裹于扩张器四周，并用可吸收缝线固定。在包裹扩张器以后，再将水抽出，通过小切口将其置入腔隙。在冲洗腔隙后，需放置两根引流管，一根放在下皱襞处，另一根放在腋窝处扩张器头侧的边缘。使用附有透明质酸的漏斗可以协助扩张器置入腔隙的过程。

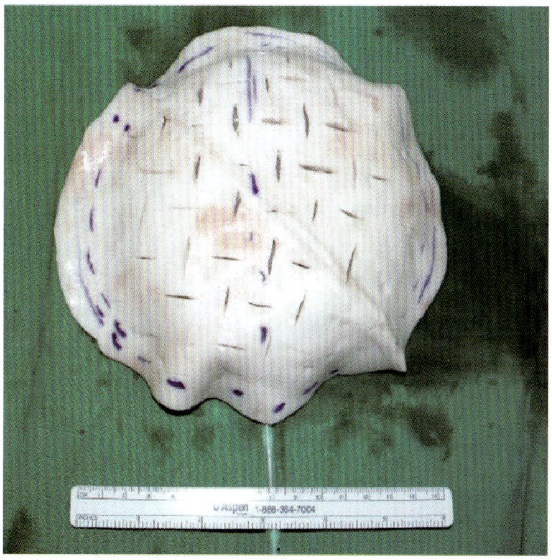

图 13–3　前方覆盖技术

第二步：取出扩张器，置换永久性假体

在胸肌前假体重建中，ADM 对于将假体放在正确的位置和扩张下极是很重要的。在这方面，通过侧面的短切口完成 ADM 的操作比传统的 NSM 后进行 ADM 操作更困难。尤其需要注意不要穿破皮肤，因为不同于胸肌后重建，胸肌前重建时皮瓣很薄。在很多病例中，ADM 形成的腔隙不能与理想的永久假体置入腔隙匹配。因此，应该切开或切除部分 ADM。这些步骤也有难度，因为切口短且位于外侧。如果医生对于操

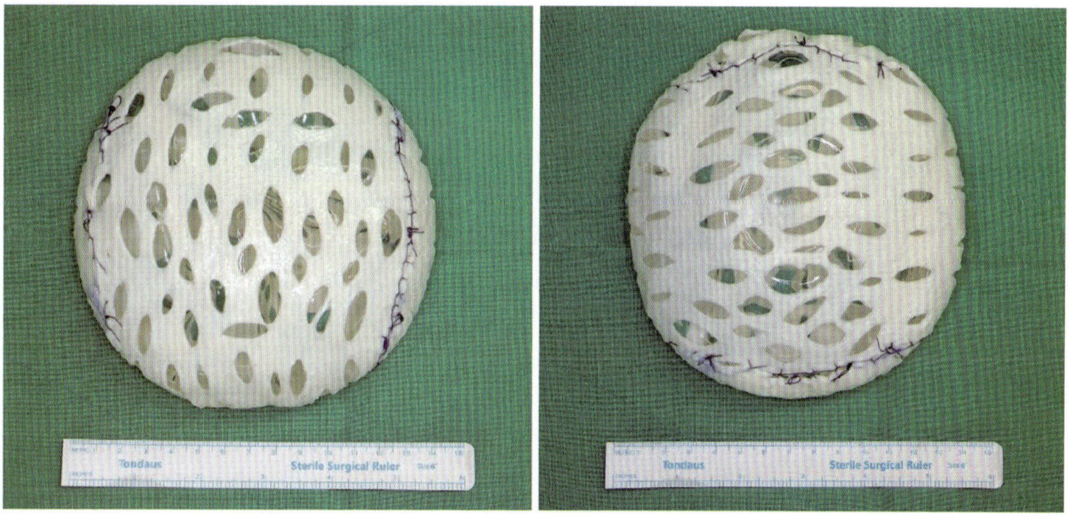

图 13–4　ADM 全包技术。ADM 包裹假体的（左）前方和（右）后方

作腔镜设备很熟练，可以用腔镜来辅助操作，手工完成 ADM 的处理及腔隙的控制可以借助更长的手术器械和细心的手术操作来实现。

两步法乳房重建的优势及患者选择

与即刻假体重建相比，两步法重建的皮肤张力更小，因此乳头及乳房皮瓣成活可能性更大[3]。在第二期的手术中可以调整假体置入的腔隙至合适的范围。根据原扩张器的位置和体积，第二期手术时，可以更加精准地选择较为对称的假体。

笔者倾向于在某些特殊情况下使用两步法乳房重建，如 RNSM 后乳房皮瓣灌注不足时。灌注是否充足可以通过使用 ICG 造影来判断，或就术中情况与乳腺外科医生讨论。在手术之前需告知患者存在置入扩张器而非永久性假体的可能性。希望对侧进行隆乳的患者也适合选择两步法重建。

扩张器置入的详细步骤

机器人辅助的胸大肌后扩张器置入

1. 确认皮瓣灌注情况

通过 ICG 造影确认皮瓣灌注情况。

2. 患者体位

置入扩张器不需要调整患者体位，保留乳腺外科医生切除乳腺时的体位即可。患侧的手臂需要被固定，患者的身体向健侧稍倾斜。

3. 术区准备

充气法或非充气拉钩悬吊法都可以使用，笔者更喜欢使用二氧化碳充气以获得更合适的操作空间。用 UNI-PORT（韩国，京畿道，Dalim 医疗公司）覆盖切口。笔者常选择将二氧化碳压力定为 8 mmHg（1 mmHg ≈ 0.133 kPa），范围为 8~12 mmHg。

4. 建立胸肌后腔隙

开始时可使用人工操作分离组织，将乳腺切除后的空间想象成一个时钟，右侧乳腺的 6~12 点方向的区域可以通过人工分离，但 12~6 点方向的区域需要借助机器人完成，因为胸壁具有弧度且该区域距离切口较远（图 13-5 中黄线以内的部分）。分离这部分区域时，笔者喜欢使用优势手操作有孔双极镊（美国，加利福尼亚州，桑尼维尔，直觉外科公司），非优势手操作 Maryland 双极镊（美国，加利福尼亚州，桑尼维尔，直觉外科公司）。结扎大血管时可以使用机器人系统的双极电凝，也可用血管夹。Erbe 双极电凝（德国，图宾根，Erbe 电子医疗仪器公司）调到四挡。

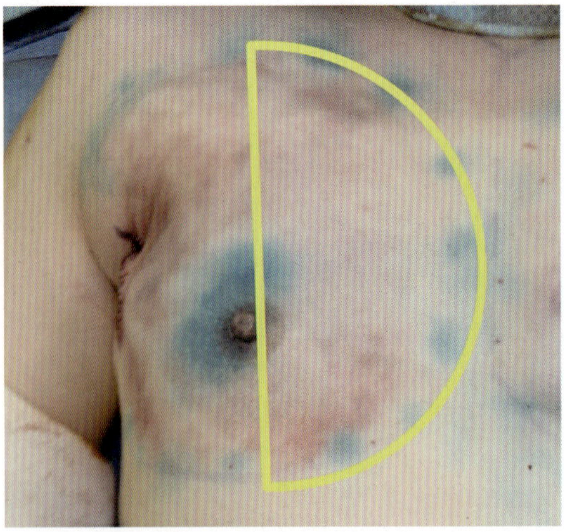

图 13-5 黄线以内的区域是需要机器人辅助分离的区域（12~6 点），另外一半可以手工分离（6~12 点）

5.ADM 覆盖下极

分离腔隙后可将 ADM 放置于乳房下极。非优势手操作有孔双极镊（美国，加利福尼亚州，桑尼维尔，直觉外科公司），优势手操作长持针器来缝合固定 ADM。可以通过靛蓝标记或助手在外侧标记的方法来确定固定 ADM 的位点。通过机器人系统在乳房内界（3~6 点）用缝线固定三个左右的位点，靠近术者一侧可通过手工固定更多的位点。在放入扩张器前不固定胸大肌和 ADM 的外侧，因为需要一个开放的腔隙来置入折叠的扩张器，并防止固定线撕脱。

6. 置入扩张器

将扩张器放水并折叠后，可以将其置入腔隙。使用附有透明质酸的漏斗可以辅助这个过程。放入扩张器后，将 ADM 的外侧边界固定于胸大肌。然后用可吸收缝线缝合胸大肌和 ADM，使二者贴紧。这一步要尤其小心，因为扩张器有可能会被缝针扎破。可以使用压板阻隔来保护扩张器。

当在大腔隙中固定大扩张器时，难以在内侧进行胸大肌和 ADM 的固定。这种情况可以先在胸大肌和 ADM 之间固定数针，然后再轻柔地置入扩张器。

7. 放置引流

笔者倾向于在下皱襞和腋窝处胸大肌前的位置各放置一根引流管。

8. 皮肤修整

仰卧位时，受重力影响，切口后方背阔肌附近的软组织和皮下组织通常会向后移位。因此，正确固定切口后方的组织对于保证患者满意度来说是很重要的。可以用丝线或皮肤黏合剂关闭切口。

手动胸肌后扩张器置入

通常所有步骤都与机器人辅助一样，使用长器械，如 DeBakey 钳或长持针器是有助于操作的。

笔者认为人工完成这些步骤是困难的，当然，所有步骤也可在没有机器人系统辅助的情况下完成。如果切口对于人工放置扩张器来说太小了，可以将乳腺切除的切口延长 1~2 cm。

第二步手术：扩张器取出，置换假体

1. 患者体位

体位与第一次手术一样，患侧的胳膊完全捆绑固定，身体向健侧稍微倾斜。

2. 取出扩张器

沿第一期的手术切口进入，切开 ADM 的边缘、前锯肌，打开包膜。负压抽吸使扩张器变瘪。完全变瘪后，在腔隙内折叠扩张器，然后轻轻地取出。

3. 腔隙调整

使用长钳和电凝，或腔镜设备辅助完成必要的包膜处理。需要注意不要穿破皮瓣，尤其是乳房中间的部分。

4. 放置引流

笔者喜欢在下皱襞处放置一根较长的引流管。

5. 放置假体

放置合适尺寸的假体。为了避免假体破裂或从皮肤引入定植菌而污染，笔者建议使用附有透明质酸的漏斗来辅助假体置入过程。

6. 关闭切口

如果切口附近的皮下组织发生了移位，将其缝合固定有助于防止假体周围的皮肤凹陷。如果切口边缘因为拉钩的过度用力发生磨损，有必要进行修剪以助于切口愈合。

7. 术后护理

避免过度压迫，因为薄薄的皮瓣会因缺血坏死。引流量每日明显减少，直至少于 30 mL/d 时可拔除引流管。

参考文献

[1] Radovan C.Breast reconstruction after mastectomy using the temporary expander.Plastic &Reconstructive Surgery.1982:69(2):195-208.

[2] Sbitany H,Piper M,Lentz R.Prepectoral Breast Reconstruction:A Safe Alternative to Submuscular Prosthetic Reconstruction following Nipple-Sparing Mastectomy.Plastic &c Reconstructive Surgery.2017;140(3):432-443.

[3] Yang C,Chung SW,Lee DW,Lew DH,Song SY.Evaluation of the Relationship Between Flap Tension and Tissue Perfusion in Implant-Based Breast Reconstruction Using Laser-Assisted Indocyanine Green Angiography.Annals of Surgical Oncology.2018:25(8):2235-2240.

14. 一步法假体乳房重建

宋承英（Seung Yong Song），朴炯硕（Hyung Seok Park）

一步法假体直接置入（Direct-to-implant，DTI）乳房重建能够减少手术次数、降低患者随诊的负担。当患者的适应证选择恰当时，相较于两步法假体乳房重建，即刻假体乳房重建显示出了更优的患者满意度[1, 2]。

在早期阶段，人们采用不使用脱细胞真皮基质（Acellular Dermal Matrix，ADM）的方法进行一期乳房重建手术，这种方法的并发症发生率较高，包括假体外露、包膜挛缩、假体位置不良和波纹征。与此相比，胸肌后两步法假体乳房重建术，在胸大肌和前锯肌下剥离腔隙，显著降低了并发症发生率。因此，近几十年来，两步法假体乳房重建一直被公认为是标准术式[3]。

但是，随着ADM技术进展及保留乳头乳晕的乳腺切除术（Nipple-Sparing Mastectomy，NSM）的广泛应用，即刻假体乳房重建术在乳房重建医生中越来越受欢迎，因为它降低了组织扩张器置入所需要的麻醉、经济和社会负担。

DTI技术最先应用于胸肌后假体置入术，胸大肌的肋骨起点被离断后，其外侧及起点下方部分假体被ADM包绕。在并发症发生率和患者满意度方面，这种方法获得了不亚于两步法假体乳房重建的效果[4]。

在胸肌后DTI方法之后，胸肌前技术也进入临床。在胸肌前DTI技术中，有两种使用ADM包裹假体的方法。一些外科医生喜欢完全包裹假体，而另一些外科医生更喜欢在假体前方覆盖假体[5, 6]。

机器人保留乳头乳晕的乳腺切除术（Robot-assisted NSM，RNSM）是机器人乳腺外科的主流术式。由于在乳头周围无切口，RNSM手术后乳头乳晕的安全性明显增加。而且，由于RNSM应用的小切口会导致两步法的后续手术复杂，我们相信DTI技术是RNSM后应用假体重建乳房的最适宜手术方式。

胸肌后 DTI

RNSM术后在胸肌后置入永久性假体是一个可行的选择。这种手术的操作步骤与在胸肌后放置软组织扩张器几乎无差别，但是需要更精细地分离假体腔隙和更精准地选择假体型号。

胸大肌的分离及ADM的固定是在机器人辅助下完成的。笔者的经验显示，在超过半数的情况下，手工分离胸大肌及固定ADM也是可行的。但是，切口过小、前胸壁的曲度过大及手术操作视野距离切口过远等因素会使得上述手工操作变得困难。

胸肌前 DTI

笔者认为在胸肌前层次置入 ADM 包裹的永久性假体是 RNSM 术后最好的假体乳房重建方式。原因是胸肌前即刻乳房重建技术不仅简单、快速，而且在降低并发症发生率方面并不劣于其他技术。此外，此技术的患者满意度很高。

术中 ADM 的稳妥固定尤为重要，因为在将包裹 ADM 的假体通过狭窄的手术切口置入假体腔隙的过程中，固定 ADM 的缝线可能断裂。使用透明质酸涂层的漏斗可以减少上述操作的困难。

RNSM 术后，患者的术区通常会出现比假体置入所需空间更大的腔隙。因此，假体会移动到计划外的区域从而出现假体位置不良等并发症。

相比而言，虽然 RNSM 术后乳房皮瓣血液充盈通常良好，但是相较于正常乳房，手术侧乳房依然可能出现动、静脉血运障碍导致的皮瓣组织损伤。使用弹力绷带对乳房皮肤的直接压迫，大部分情况下不至于压力大到损害乳房皮瓣，但对于比较薄的乳房皮瓣还是有一定的风险的。对乳房皮瓣的直接压迫可能与乳头和皮肤坏死等并发症有关，这些并发症会导致乳房重建的失败。皮瓣坏死是 RNSM 术后胸肌前假体乳房重建的潜在风险。

为了获得较低的并发症发生率及良好的美学效果，笔者强调要专注于提高术后 3~5 天的乳房皮瓣存活率。

如果乳房皮瓣的血供没有问题，医生便可以采取像弹力加压包扎绷带这种更积极的措施来保证假体位置的适宜。

如果术后乳头血供存在受损的可能，笔者倾向于使用一氧化氮（NO）软膏或者高压氧治疗。如果在术后早期阶段皮肤或乳头出现了严重的缺血改变，笔者会考虑及时在全麻下取出假体，并更换为组织扩张器。如果术后乳头和皮肤没有出现严重的缺血表现，患者可以穿戴上极绷带更紧的胸罩。

DTI 技术的优势

DTI 是乳房重建的理想方式之一，因为其可以降低患者的手术时长和住院时间。DTI 可以将乳腺切除术和乳房重建术带来的心理压力最小化[2, 4]。但是，就胸肌前 DTI 而言，ADM 的高昂花费可能会是推广此技术的一个经济阻碍。

DTI 适应证

– 乳房切除后乳房皮瓣血供良好：ICG 血管造影显示皮肤血流充盈良好。

– 患者对侧乳房不需要做对称性手术。

– 中小型乳房。如果皮瓣血供良好，大的乳房也可以选择。

DTI 的具体步骤

机器人胸肌后永久假体置入

1. 确认皮瓣灌注情况

通过 ICG 造影确认乳房皮瓣血供完好

2. 固定乳房下皱襞（Inframammary Fold，IMF）

在此步骤中，手术医生需要确认 IMF 是否完整。为了验证 IMF 的完整性，笔者推荐将假体试模（Sizer）置入假体腔隙中。通过置入试模，很容易发现乳房下皱襞的破坏，而且试模可以协助选择合适大小和容积的假体。

IMF 的重新固定需要精力和时间，因此，最理想的状态是肿瘤手术没有损伤乳房下皱襞。但是，IMF 的术中损伤时有发生，因为肿瘤外科医生在做机器人手术时无法看到乳房的外表面。因此，使用胭脂红标记 IMF 或者第一助手的协助对于保护 IMF 至关重要。

如果 IMF 在术中已经被破坏，为达到乳房的对称和美学效果，使用可吸收缝线重新固定 IMF 尤为关键。这一步骤可以通过机器人手术系统操作，也可以使用长手术钳和长持针器进行手动固定。在胸肌后 DTI 技术中，IMF 可以通过 ADM 的尾端与胸壁固定或乳房罩前缘与胸壁固定而确认。

3. 患者的体位

胸肌后 DTI 乳房重建的患者体位与胸肌后扩张器置入手术时患者体位一致。肿瘤外科医生所需的手术体位同样适合于胸肌后假体置入。

4. 术区的准备

充气法和非充气法都是可行的。笔者团队倾向于使用 CO_2 气体充填整个手术野。手术切口采用单孔端口（UNI-PORT）。笔者喜欢将 CO_2 气体压力设置为 8 mmHg。压力的范围为 8~12 mmHg（与第 13 章第 76 页相同）。

5. 建立胸肌后腔隙

开始此步骤时，可以先进行手工操作。右侧乳房 6~12 点钟方向的区域可以人工解剖。但是，由于胸壁的曲度变化及与切口的距离过大，右侧乳房的 12~6 点钟方向区域需要使用机器人分离。设备的选择与前述章节讨论的内容一致（第 13 章，第 76 页）。

6. ADM 覆盖下极

腔隙建立完成后，ADM 可以放置进入乳房的下极。非优势手持 ProGrasp™ 镊（美国，加利福尼亚州，桑尼维尔，直觉外科公司），优势手持大的持针器，这是固定 ADM 时最适宜的设定。可以使用蓝色染料指示固定 ADM 的位点或者通过助手的手指在皮肤罩外面做指引。通过机器人系统在乳房内界（3~6 点）用缝线固定三个位点，其余位点的缝线固定可手动完成。胸大肌和 ADM 外侧部的缝合固定在本书的第 13 章（第 77 页）已描述。

7. 永久假体的置入

使用带有透明质酸涂层的漏斗可以帮助完成这个步骤。假体置入后固定 ADM 的外侧边缘，之后胸大肌和 ADM 可以通过可吸收缝线对合。此步骤需要谨慎操作，以免损伤假体。手术时用压板辅助能够有效地防止假体损坏。

8. 放置引流

笔者倾向于放置两根引流管，一根放于下皱襞处，另一根放在腋窝及胸大肌的浅层区域。

9. 缝合皮肤

皮肤缝合的方法与前述的 RNSM 术后假体乳房重建时皮肤修复的方法（第 13 章，第 77 页）一致。

手动胸肌后假体置入

一般来说，此手术的所有步骤与机器人辅助假体置入的方法是一样的。手动操作时，使用长手术器械会更加方便。

1. 非机器人辅助的胸肌前 ADM 包裹假体置入

（1）ICG 造影结果评估乳房皮瓣的血

流灌注。

（2）乳房下皱襞的固定：乳房下皱襞的固定方法与前述方法一致（第 14 章，第 81 页）（图 14-1）。手动固定的方法见图 14-2，图 14-3。

2. 假体选择

在选择假体时，外科医生应当考虑乳房的底盘及其投影。首先确认乳房的宽度，之后考虑假体的容量。一般而言，适宜乳房假体的重量一般低于切除乳房重量。笔者认为，胸肌前技术所需的乳房假体通常稍大于胸肌后置入的乳房假体，因为胸肌前技术中假体的浅表面由 ADM 包裹，而 ADM 比覆盖胸肌后假体的胸大肌要薄弱。

3. 患者体位

患者的体位要求与其他假体乳房重建手术一致。手术侧的手臂需充分外展、适当固定。患者的身体稍微偏向非手术侧。

4. 包裹永久性假体

需使用具有足够覆盖面积的 ADM 包裹假体。在此步骤中需尽可能减少 ADM 周围缝线断裂的可能。但是，在有些情况下，ADM 并不足以覆盖全部的假体。针对 ADM 不足以完整覆盖假体的情况，笔者开

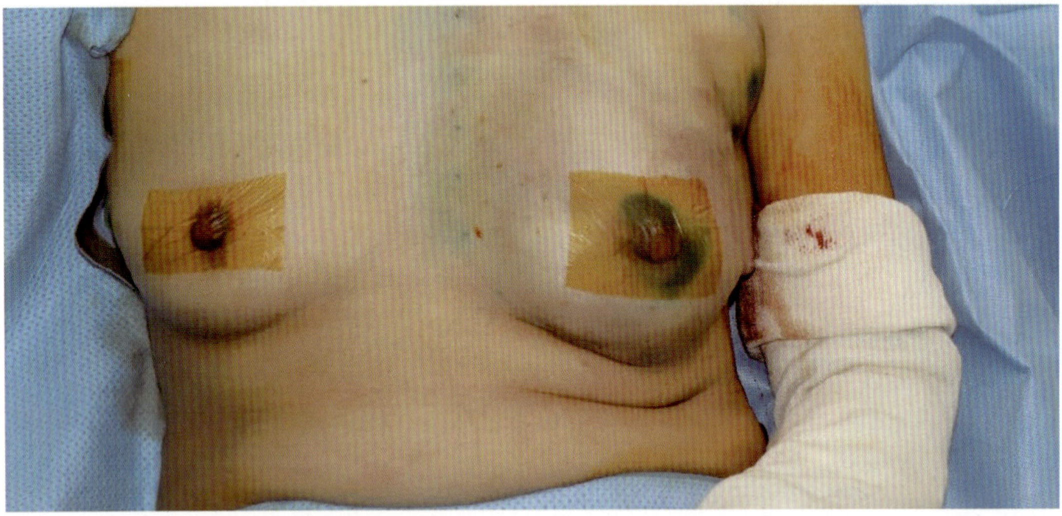

图 14-1　置入假体后的即刻术中图片。IMF 下移至对侧 IMF 水平下方。这种情况下，IMF 矫正是必需的

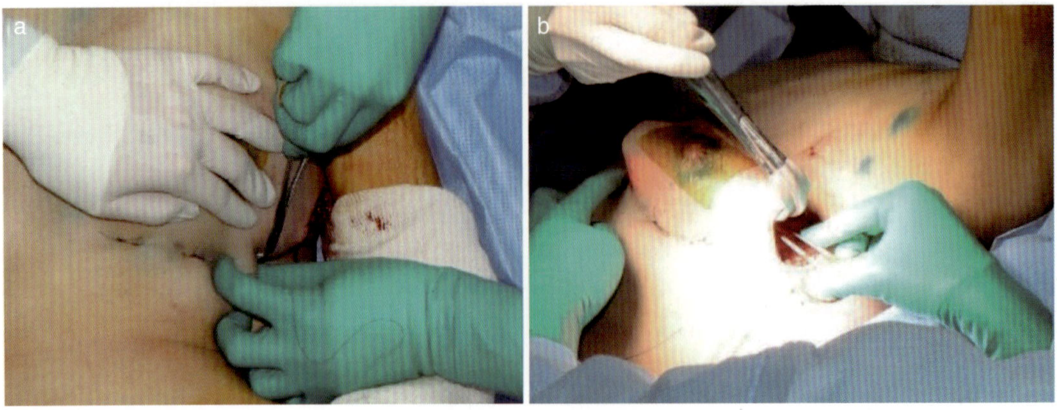

图 14-2　手动 IMF 矫正

发出了适用的 ADM 包裹假体的方式。如果 ADM 不足以完全覆盖假体，假体的前表面和后表面的下极部分需要被 ADM 覆盖。图 14–4 显示了笔者的方法。

5. 假体腔隙的准备

为了降低感染风险，笔者使用三联抗生素（抗革兰氏阳性菌、革兰氏阴性菌和厌氧菌）冲洗腔隙（图 14–5）。抗生素冲洗后彻底对腔隙进行止血。

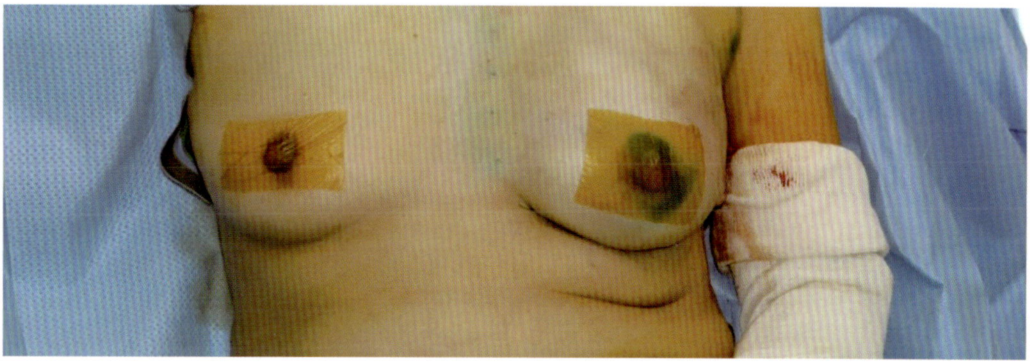

图 14–3　IMF 矫正后，双侧 IMF 变得更加对称

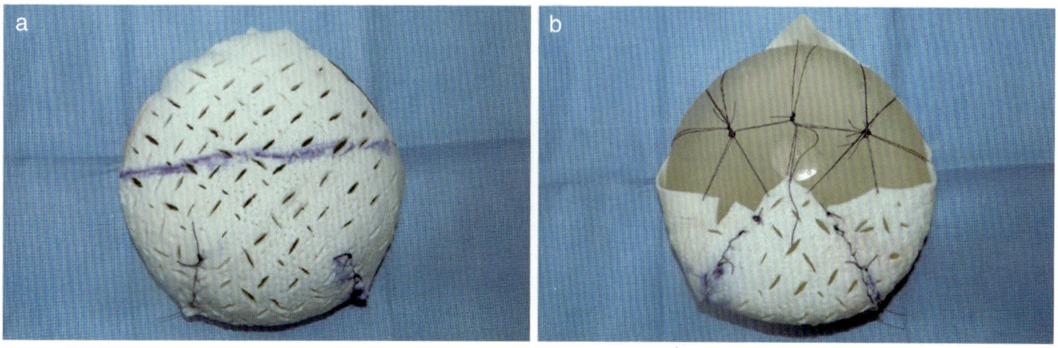

图 14–4　ADM 面积不足时包裹乳房假体的方法。a. 假体的前侧；b. 假体的背侧

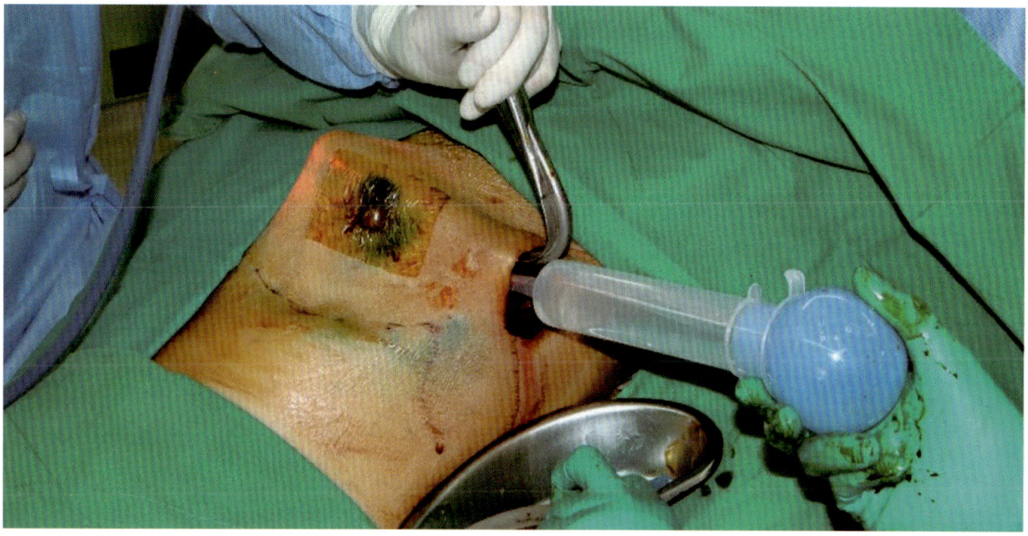

图 14–5　使用抗生素溶液冲洗假体腔隙

6. 放置引流管

笔者倾向于在下皱襞处放置一根引流管，并在腋窝和假体的头侧放置另一根引流管。

7. 置入永久性假体

包裹后的假体通过涂有透明质酸的漏斗放置入腔隙，目的是保护假体周围 ADM 的缝线（图 14–6）。

8. 皮肤缝合

皮肤的缝合在本书的第 13 章（第 77 页）已经描述。

9. 术后护理

在本章第 80 页已经描述了使用弹力绷带和 NO 软膏进行术后护理。当引流管每日引流量持续低于 30 mL 时拔除引流管。

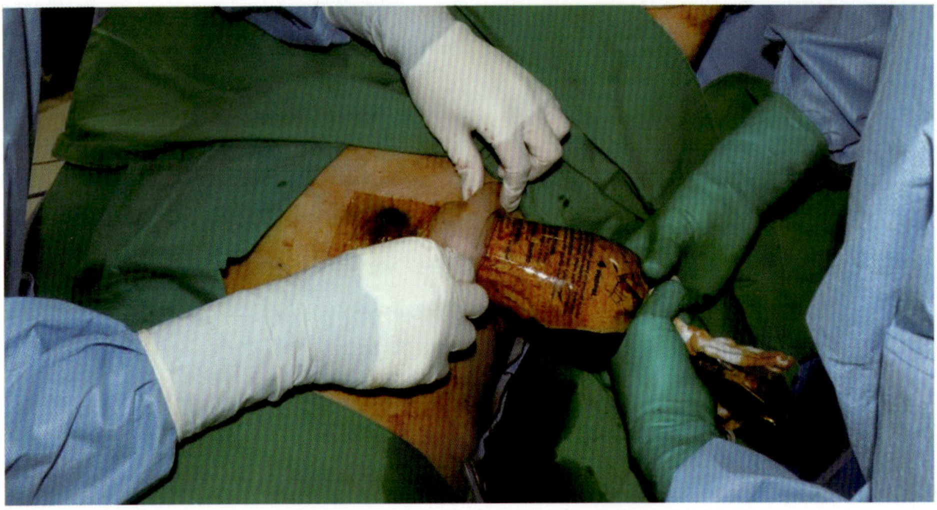

图 14–6 使用带有透明质酸涂层的漏斗辅助 ADM 包裹的假体的置入过程

参考文献

[1] Salzberg CA.Direct-to-implant breast reconstruction.Clinics in plastic surgery.2012;39(2):119–126.

[2] Colwell AS.Direct-to-implant breast reconstruction.Gland surgery.2012;1(3):13941.

[3] Gnuber RP Kahn RA,Lash H,Maser MR,Apfelberg DB,Laub DR.Breast reconstruction following mastectomy:a comparison of submuscular and subcutaneous techniques.Plastic &Reconstructive Surgery.1981;67(3):312–317.

[4] Breuirg KH,Warren SM.Immediate bilateral breast reconstruction with implants and inferolateral AlloDerm slings.Annals of plastic surgery.2005;55(3):232–239.

[5] Woo A.Harless C,Jacobson SR.Revisiting an Old Place:Single-Surgeon Experience on Post-Mastectomy Subcutaneous Implant-Based Breast Reconstruction.The Breast Journal.2017;23(5):545–553.

[6] Sigalone S,Maxwell GP,Sigalove NM,Storm Dickerson TL,Pope N,Rice J,et al.Prepectoral Implant-Based Breast Reconstruction:Rationale,Indications,and Preliminary Results.Plastic &Reconstructive Surgery.2017;139(2):287–294.

15. 机器人保留乳头乳晕的乳腺切除术后即刻假体乳房重建的术后效果

朴炯硕（Hyung Seok Park）

案例 1　胸肌后两步法假体乳房重建

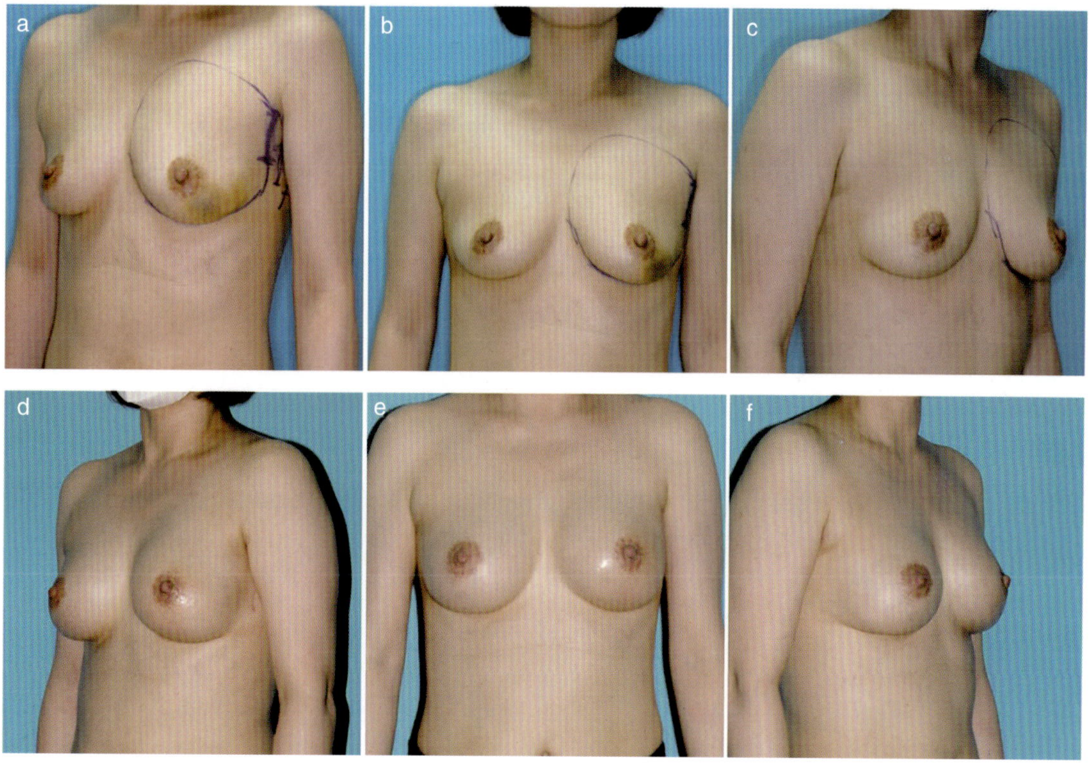

图 15-1　一名左侧乳腺癌患者行胸肌后两步法假体乳房重建。a~c. 术前照片；d~f. 术后 1 年，对侧行腋窝入路假体隆乳手术

案例 2　胸肌前两步法假体乳房重建

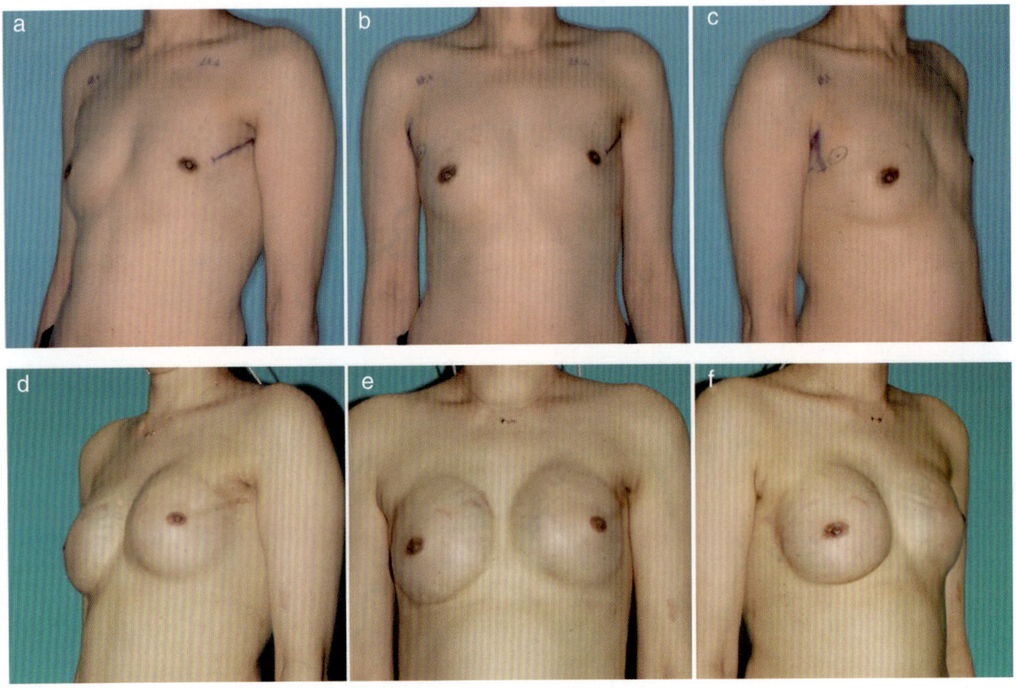

图 15-2　一名右侧乳腺癌患者行胸肌前两步法假体乳房重建，其左侧乳房也在行传统 NSM 术后接受了胸肌前两步法假体乳房重建。a~c. 术前照片；d~f. 术后 22 个月

案例 3　胸肌后一步法即刻假体乳房重建

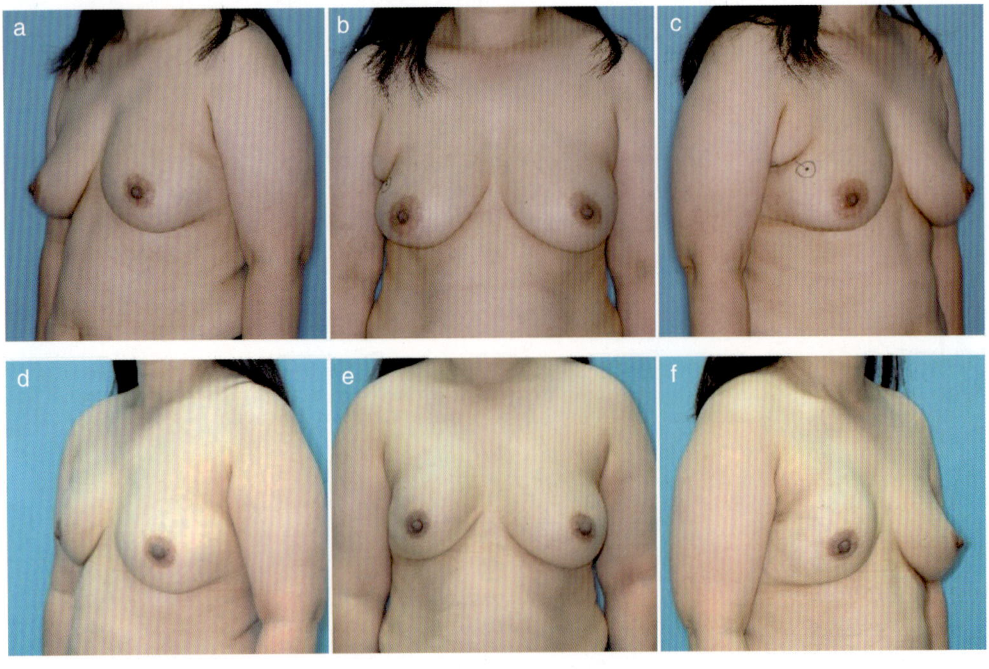

图 15-3　一名右侧乳腺癌患者行胸肌后一步法即刻假体乳房重建。a~c. 术前照片；d~f. 术后 7 个月

案例 4　胸肌后一步法即刻假体乳房重建

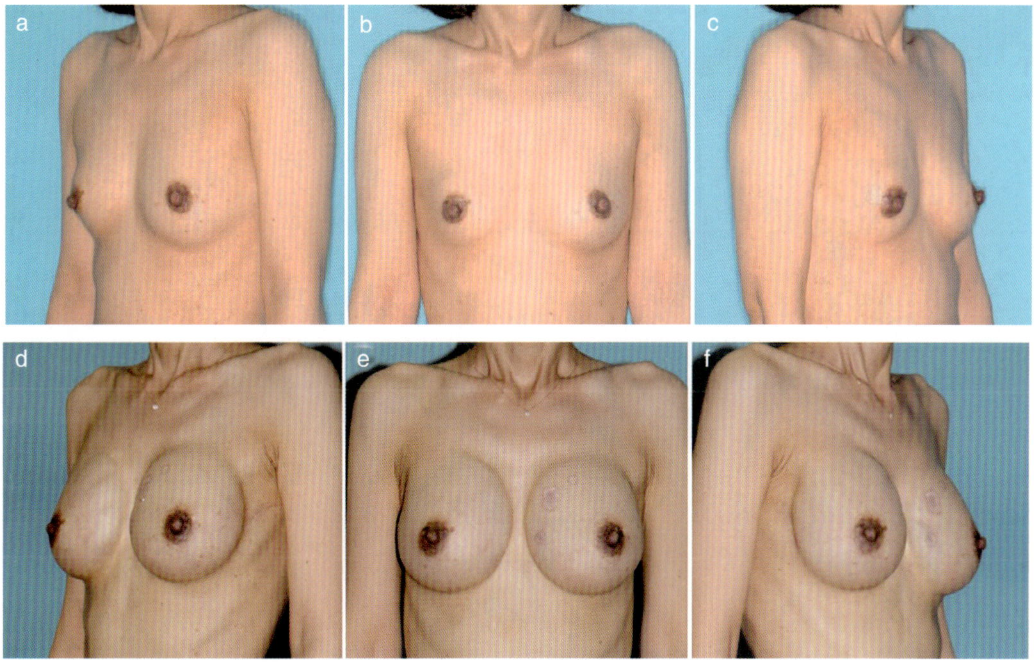

图 15-4　一名双侧乳腺癌患者行胸肌后一步法即刻假体乳房重建。a~c. 术前照片；d~f. 术后 18 个月

案例 5　胸肌前一步法即刻假体乳房重建

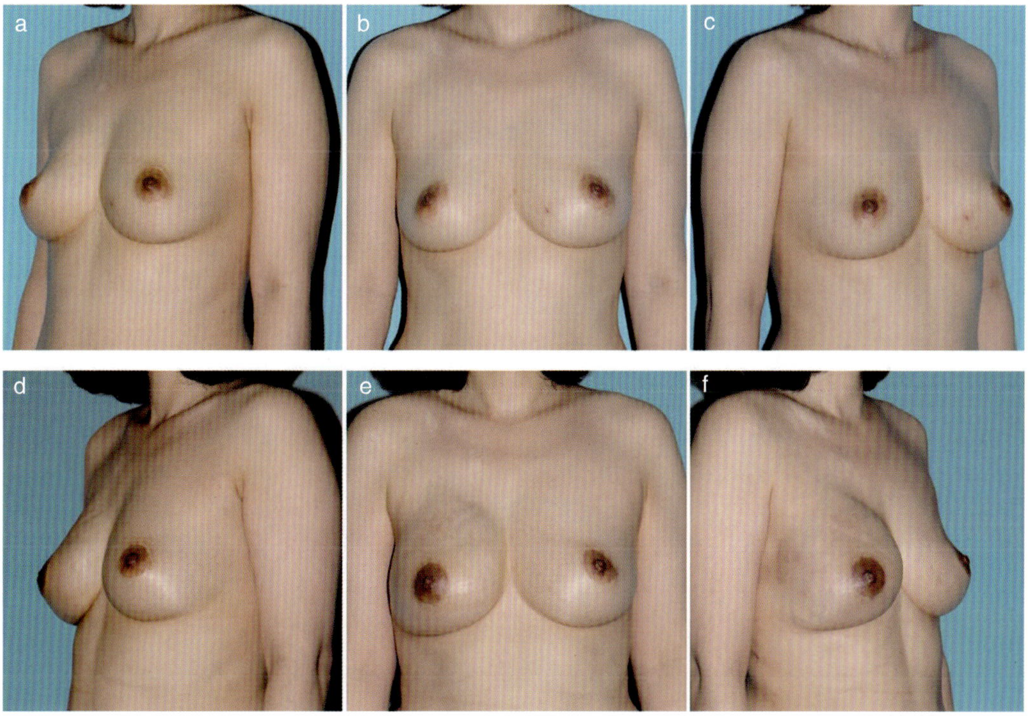

图 15-5　一名右侧乳腺癌患者行胸肌前一步法即刻假体乳房重建。a~c. 术前照片；d~f. 术后 7 个月

案例 6　胸肌前一步法即刻假体乳房重建

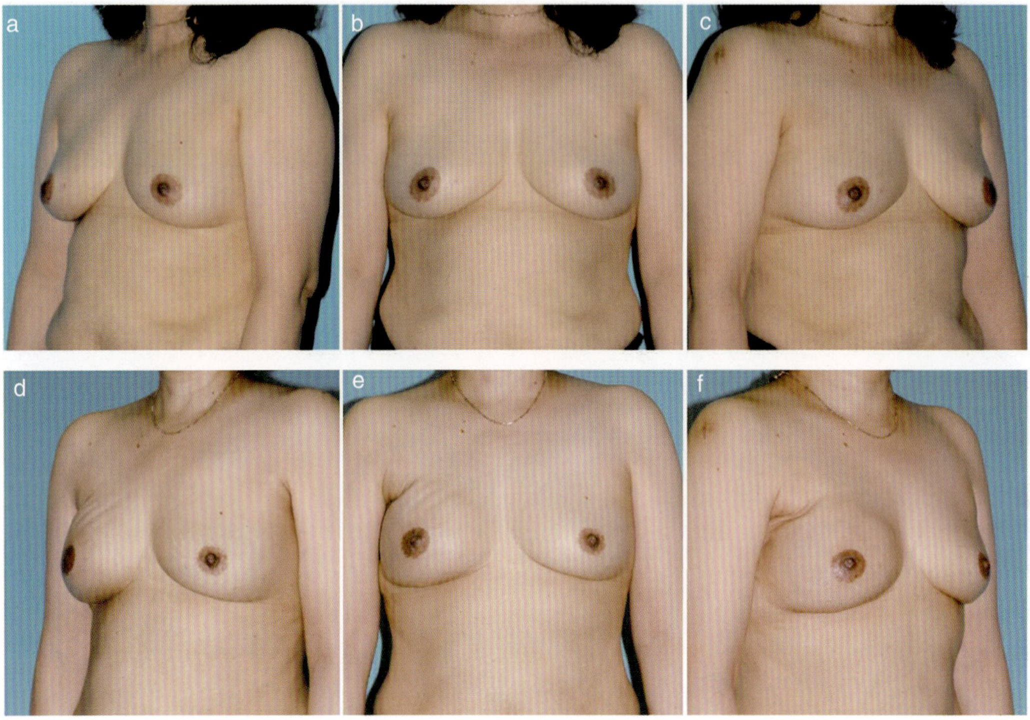

图 15-6　一名右侧乳腺癌患者行胸肌前一步法即刻假体乳房重建。a~c. 术前照片；d~f. 术后 5 个月

16. 机器人保留乳头乳晕的乳腺切除术联合即刻假体乳房重建的术后管理

宋承英（Seung Yong Song）

二次手术

在置入假体后，假体的头侧区域、腋窝和胸壁外侧通常会出现凹陷。如果患者由于这一区域的凹陷而感到不适，可通过一系列脂肪移植来帮助缓解这些问题。

并发症

高温灼伤

术中可能发生高温灼伤，包括电凝刀引起的皮肤烧伤或水疱。对于假体乳房重建术而言，灼伤部位可能发生细菌感染，从而导致术后感染及伤口愈合延迟。对于这种情况，应考虑给予积极且适当的治疗，包括早期手术修复。

感染

在假体乳房重建过程中，植入物和大型脱细胞真皮基质（Acellular Dermal Matrix，ADM）等异物被置入。置入部位感染是RNSM联合即刻假体重建术最严重的并发症之一，严重时可能导致重建手术的失败。

感染时，患者常主诉伤口部位有灼热感、红斑和肿胀，并可伴有全身发热和寒战。如果怀疑手术部位感染，建议及早给予经验性抗生素治疗。应对可疑部位或血清进行适当的细菌培养。如有必要，应立即插入引流管以排出积液。可以检查红细胞沉降率（erythrocyte sedimentation rate，ESR）和C反应蛋白（C-reactive protein，CRP）来评估感染程度。

尽管假体乳房重建中的手术部位感染比较难处理，但适当的治疗是可以挽救植入物和ADM的。

不对称

乳房不对称是患者不满意的主要因素之一，特别是一步法假体直接置入乳房重建（Direct-to-implant，DTI）的病例。假体重建过程中，外科医生应特别注意乳房下皱襞（Inframammary Fold，IMF）部位、假体囊袋的空间，选择合适大小的植入物。

腋窝和上胸壁的皮肤凹陷

这些现象是乳房切除区域与植入物形状之间的不一致导致的，可以通过多次脂肪移植手术来缓解。

第 5 部分

机器人即刻自体组织乳房重建手术

17. 机器人即刻自体组织乳房重建手术简介
18. 机器人获取背阔肌组织瓣
19. 背阔肌组织瓣手术的操作流程
20. 机器人获取腹壁下动脉穿支皮瓣
21. 腹壁下动脉穿支皮瓣手术的操作流程

17. 机器人即刻自体组织乳房重建手术简介

李东源（Dong Won Lee），朴炯硕（Hyung Seok Park）

除了某些重视减轻手术瘢痕的整形手术，与其他领域的外科医生相比，整形重建外科医生普遍开展内窥镜微创手术的时间较晚。因为整形重建手术通常不使用诸如腹腔或盆腔这样的自然体腔，而且手术对象主要是皮下软组织[1]。为了维持满意的皮下光学腔隙，必须依赖专业的外科技术，这与机器人重建手术的情况相似。

乳房整形重建术是乳腺癌的重要治疗措施之一。随着各种外科技术的改进，乳房重建的目标已从简单地填补乳房切除后的巨大体积缺失，转变为在保障乳腺肿瘤安全性的同时，尽可能做到术后乳房外形自然、美观。这种模式的转变使人们对微创手术产生了更浓厚的兴趣。

既往常用背阔肌皮瓣或腹部皮瓣作为乳房切除术后所供填补体积的组织。20 世纪 90 年代首次报道了采用腹部皮瓣和背阔肌皮瓣的腔镜手术方法[2, 3]。近年来，一些整形外科医生开发出了机器人取背阔肌皮瓣和腹部皮瓣的术式[4-8]。采取机器人下背阔肌皮瓣获取技术，可以缩短住院时间和减少手术瘢痕。另外，机器人腹部皮瓣取材技术有助于使供区损伤最小化，同时减少供区部位的并发症。尽管这些机器人技术是可行的，整形外科医生尚未普遍在乳腺重建手术中采用机器人技术。

在乳房重建技术领域推广机器人操作的关键问题在于确立一个易于复制且相较于传统术式具备明显优势的标准机器人手术方法[9]。截至目前，机器人手术已经应用于各种外科领域并产生了重大突破。本部分将介绍机器人自体组织乳房重建手术的具体技术。

参考文献

[1] Hallock GG.A brief history of minimally invasive plastic surgery.Seminars in plastic surgery.2008;22(1):5-7.

[2] Fine NA,Ongill DP,Pribar JI.Early dinical experience inendoscopic-assisted muscle flap harvest.Annals of plastic surgery.1994;33(5):465-9;discussion 9-72.

[3] Bass LS,Karp NS,Benacquista T,Kasabian AK.Endoscopic harvest of the rectus abdominis free flap:balloon dissection in the fascial plane. Annals of plastic surgery.1995;34(3):274-9;discussion 9-80.

[4] SelberJC,Baumann DP,Holsinger FC.Robotic latissimus dorsi muscle harvest:a case series.Plasti c and reconstructive surgery.2012;129(6):1305-1312.

[5] Clemens MW,Kronowitz S,Selber JC.Robotic-assisted latissimus dorsi harvest in delayed-immediate breast reconstruction.Seminars in plastic surgery.2014;28(1):20-25.

[6] Chung JH,You HJ,Kim HS,Lee BI.Park

SH,Yoon ES.A novel technique for robot assisted latissimus dorsi flap harvest.Journal of plastic,reconstructive &aesthetic surgery:JPRAS.2015;68(7):966-972.
[7] Gundlapalli VS,Ogunleye AA,Scott K,Wenzinger E,Ulm JP,Tavana L,et al.Robotic-assisted deep inferior epigastric artery perforator flap abdominal harvest for breast reconstruction:A case report.Microsurgery.2018;38(6):702-705.
[8] Selber JC.The Robotic DIEP Flap.Plastic and reconstructive surgery.2020;145(2):340-343.
[9] Donnely E,Griffin MF,Butler PE.Robotic Surgery? A Novel Approach for Breast Surgery and Reconstruction.Plastic and reconstructive sungery Global open.2020;8(1):e2578.

18. 机器人获取背阔肌组织瓣

李东源（Dong Won Lee）

传统手术需要通过一条较长的切口来获取背阔肌组织瓣，这导致供区部位留下很长的瘢痕，可能会对患者构成心理负担。因此，多年以来人们一直尝试通过微创手术来减轻瘢痕的问题。Selber 首次在尸体模型中通过机器人成功获取了背阔肌[1]。他尝试了在尸体模型中通过机器人操作的可行性，并展示了其临床应用。韩国医科大学的郑在铉（Chung）提出了一种不同的技术，采用非充气法的机器人技术来获取背阔肌[2]。

背阔肌是位于人体背部的面积较大的肌肉，由于传统的腹腔镜及器械均为硬杆，操作自由度较低，尤其是腔镜镜头和器械到达肌肉的内侧边缘时，肌肉沿背部的曲线向后、向内走行较为困难，胸壁腔隙较小且相对固定也会限制腹腔镜器械在深部的操作。但是，灵活的机器人机械臂可以有效地克服这一困难。此外，最近推出的达芬奇 SP 单孔机器人系统，镜头的运动更加灵活，使其能够覆盖整个背阔肌的手术区域。

选择合适的病例

机器人获取背阔肌组织瓣的适应证有限，因为单纯背阔肌肌瓣中不包括皮岛[3]。在只需要肌肉而不需要皮岛的情况下，更应考虑采用机器人获取背阔肌。

以下是使用机器人系统进行背阔肌组织瓣乳房重建的适应证。

（1）对于乳房体积非常小的患者，采用背阔肌加脂肪移植进行乳房重建。

（2）保乳手术后使用背阔肌肌瓣进行肿瘤整形保乳手术。

（3）放射治疗后以植入物为基础的两步法乳房重建[4]。

（4）在假体重建中替代脱细胞真皮基质（ADM）进行下极覆盖。

（5）男性乳房的波伦综合征。

在这些适应证中，对于较小的乳房使用单孔机器人进行保留乳头乳晕的乳腺切除术后，背阔肌加脂肪移植的乳房重建技术见后续章节。

参考文献

[1] Selber JC,Baumann DP,Holsinger FC. Robotic larissimus dorsi muscle harvest:a case series. Plastic and reconstructive surgery.2012;129(6):1305-1312.

[2] Chung JH,You HJ,Kim HS,Lee BI,Park SH,Yoon ES.A novel technique for robot assisted latissimus dorsi flap harvest.Journal of plastic,reconstructive & aesthetic surgery:JPRAS.2015;68(7):966-972.

[3] Chang HP,Fan KL,Song SY,Lee DW.The traditional versus endoscapic-assisted laristimus dorsi harvest in oncoplastic surgery:A long term

comparison of breast volume,aesthetics,and donor site outcomes.Asian journal of surgery. 2020;43(12):1165–1171.

[4] Clemens MW,Kronowitz S,Selber JC.Robotic-assisted latissimus dorsi harvest in delayed-immediate breast reconstruction.Seminars in plastic surgery.2014;28(1):20–25.

19. 背阔肌组织瓣手术的操作流程

李东源（Dong Won Lee）

血管蒂的解剖

首先，在乳腺切除术后，乳腺外科医生可以通过腋窝切口识别背阔肌的前缘[1]。起源于肩胛下动脉的胸背动脉分支自腋窝发出，沿着背阔肌的前缘，进入背阔肌的深层。结扎伴随胸背动脉走行的胸背神经，可以防止重建的乳房出现不必要的移动。一些外科医生倾向于不切断神经，以保持肌肉体积，期望移植的背阔肌不会萎缩。

患者体位

患者采用侧卧位，同侧的手臂放置在头侧上举位，以防干扰机器人机械臂操作（图 19–1）。手术铺巾区域需暴露肩胛骨和髂嵴之间的乳房和背部。

设计

按照标准方式消毒铺巾，术前标记解剖标志：腋后线、后正中线和肩胛骨的下缘。勾画出待获取的背阔肌范围（图 19–2）。建议待获取的背阔肌外侧边缘略微靠近腋后线，以确保机器人手臂的运动区域舒适且不被限制。单孔机器人手术系统的机器人手臂的操作范围最远可达 24 cm，背阔肌的下缘和内缘应在此范围内。尽管机器人手臂的操作范围存在一定的限制，但仍可以完成大部分背阔肌的获取。

建腔

使用可伸缩电刀和带光源的拉钩进行手术，解剖肌肉前缘前后的皮下空间，以便为单孔设备的放置和机器人手术的开始创造工作空间。开放直视下解剖，创建半圆形工作空间，半径为切口周围 10~15 cm 即可。

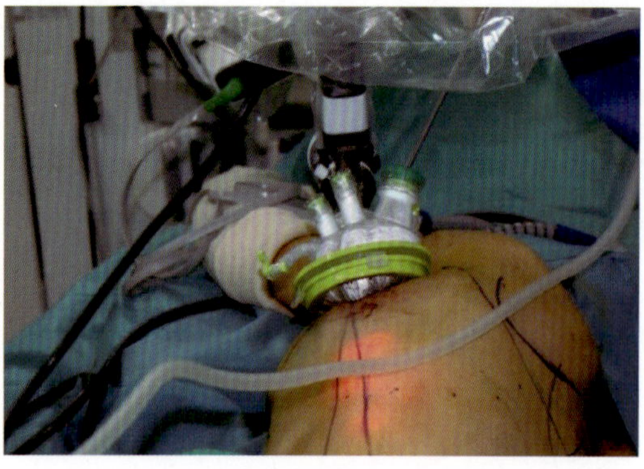

图 19–1 为防止机器人手术中机械臂操作时的碰撞，同侧手臂放置位置如图所示

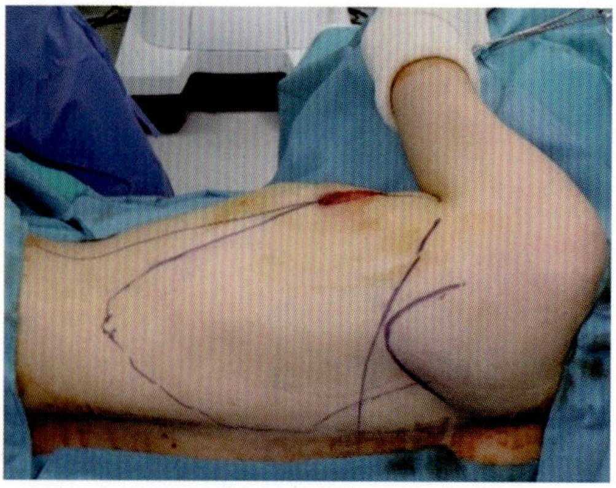

图 19–2 重要解剖标志和待获取的背阔肌体表标记

连接单孔设备和单孔 PORT 放置

在使用单孔机器人手术系统时，采用腋窝切口用于机器人解剖背阔肌，无须额外的切口。在连接单孔设备之前，将单孔 PORT 放置到腋窝切口（图 19–3）。目前有几种产品可供选择（表 8–2），可以根据外科医生的偏好选择单孔 PORT。

单孔 PORT 的底盘相当于切口保护套。获取背阔肌需要两个步骤。第一步是解剖背阔肌的深面，第二步是解剖背阔肌的表面。如果反过来进行，在第二步解剖背阔肌的深面时，采用充气法很难维持腔镜下的操作空间。因为气体往往会流入背阔肌的表面，而表面空间是在第一步创建的。因此，笔者建议首先解剖肌肉的深面。在第一步，镜头放置在背阔肌下，CO_2 灌注保持在 8 mmHg（图 19–4）。

机械臂对接

单孔 PORT 与机器人机械臂对接，机械臂的轴线从腋窝切口朝向 T12 椎骨方向。安装机器人器械，包括达芬奇 SP® Cadiere 镊（美国，加利福尼亚州，桑尼维尔，直觉外科公司）置于 1 号臂，以及达芬奇 SP® 单极手术弯剪（美国，加利福尼亚州，桑尼维尔，直觉外科公司）置于 3 号臂。摄像头位于上方中央，即使在乳房深部及胸壁弯曲处可能限制视野的地方，也可以拥有最佳视角（图 19–5）。

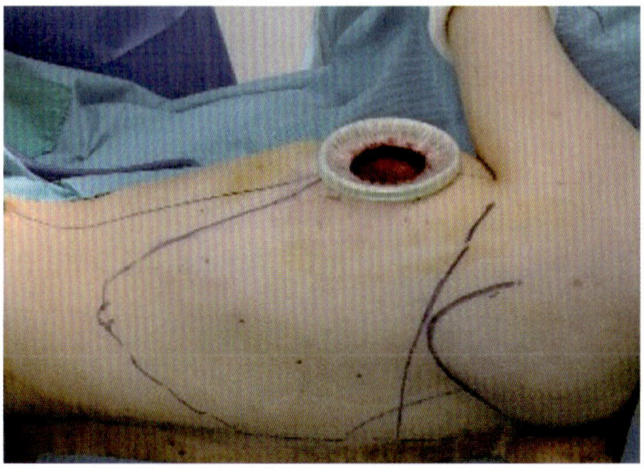

图 19–3 单孔 PORT 底盘的安装（UNI–PORT）

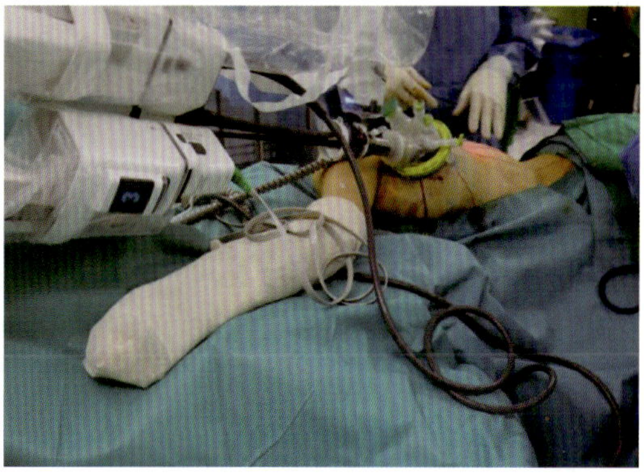

图 19–4 单孔机械臂通过 PORT 后放置在背阔肌的深面

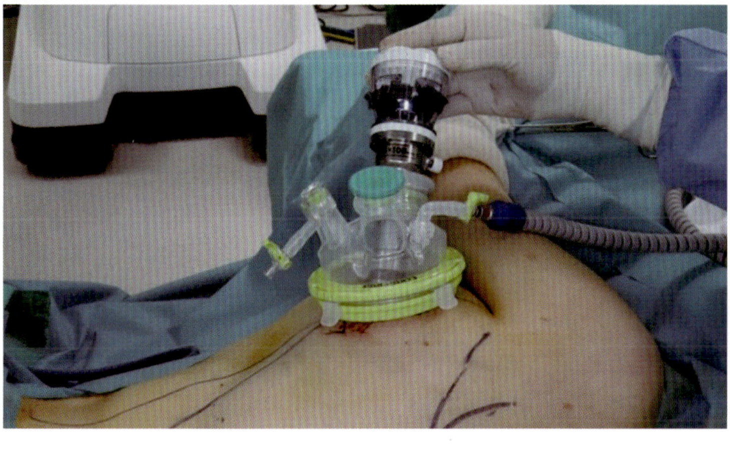

图 19–5 机械臂对接

机器人解剖分离

首先进行肌肉深面的解剖。用单极电凝小心地处理背阔肌深面的穿支血管，按照术前既定的边界切割，沿肌肉表面解剖直到脂肪层被暴露出来。一旦背阔肌深面空间解剖完成，单孔 PORT 的位置即可改放到皮下平面。虽然无须解除机械臂的对接，但解除对接便于更改 PORT 的位置。接下来进行肌肉表面的解剖。当皮下解剖达到预定边界时，皮下空间与肌下空间连通在一起，则肌肉游离完毕（图 19–6~ 图 19–8）。

在使用多臂机器人系统时，机器人机械臂和内窥镜在解剖特定区域尤其是两侧

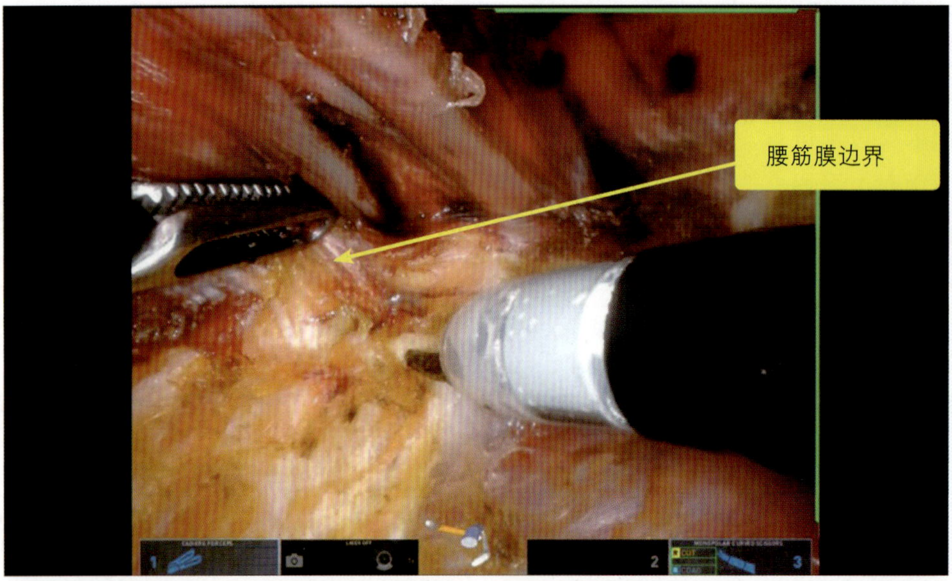

图 19–6 在术前标记的范围处分离筋膜边界

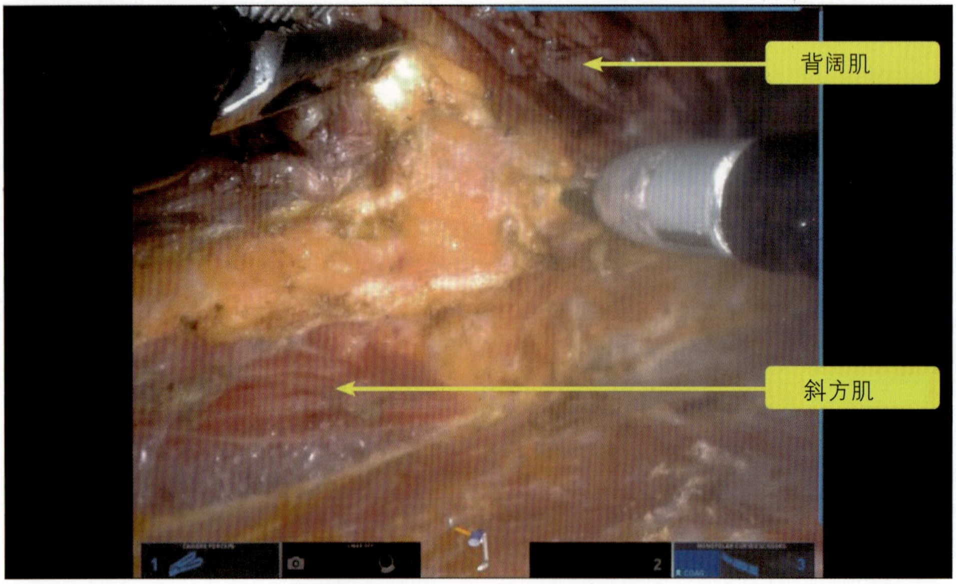

图 19–7 在肌肉内侧边缘处进行解剖，将背阔肌与斜方肌分离

边缘处，会变得平行并发生冲突。但单孔机器人系统可以通过最小化机器人机械臂之间的碰撞来克服这一限制。此外，单孔机器人的镜下视野有特殊优势。使用单孔机器人内窥镜的“眼镜蛇位置”可以获得更广阔的视野，俯瞰视角几乎没有盲区，腔内所有结构都可以被看到，特别是背部曲线可能限制视野的位置。

解除对接并完成肌肉获取

解除机械臂对接，同时取出单孔 PORT。在获取背阔肌时，如果有任何残留，其通常存在于肩胛下肌和肩胛骨下缘附近。此处残留通常可以使用伸缩电刀和带光源的拉钩轻松分离。把完全分离的背阔肌肌瓣转移到乳腺切除的区域（图 19–9）。

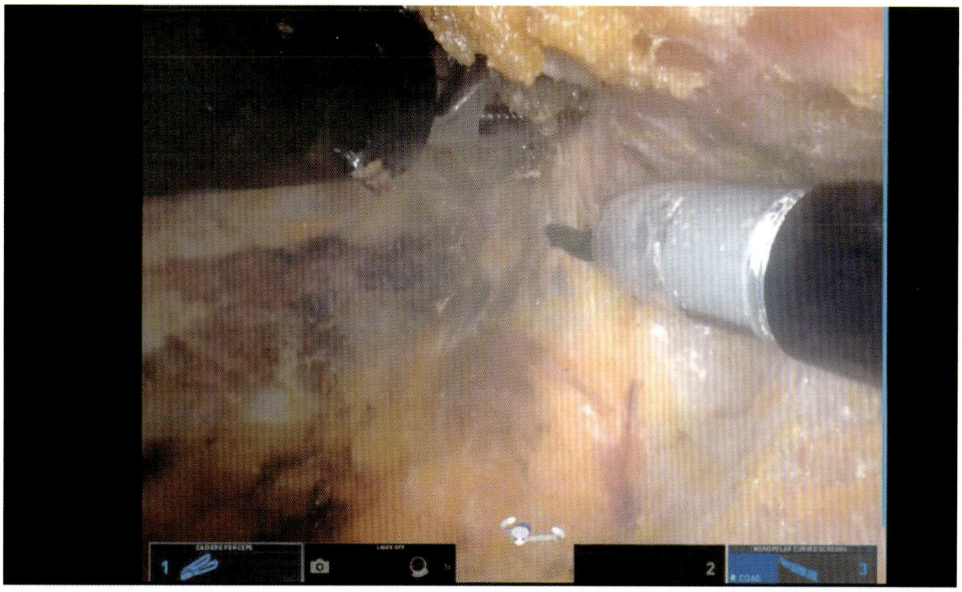

图 19–8　在肌肉外下侧进行解剖，机械臂之间不会发生碰撞

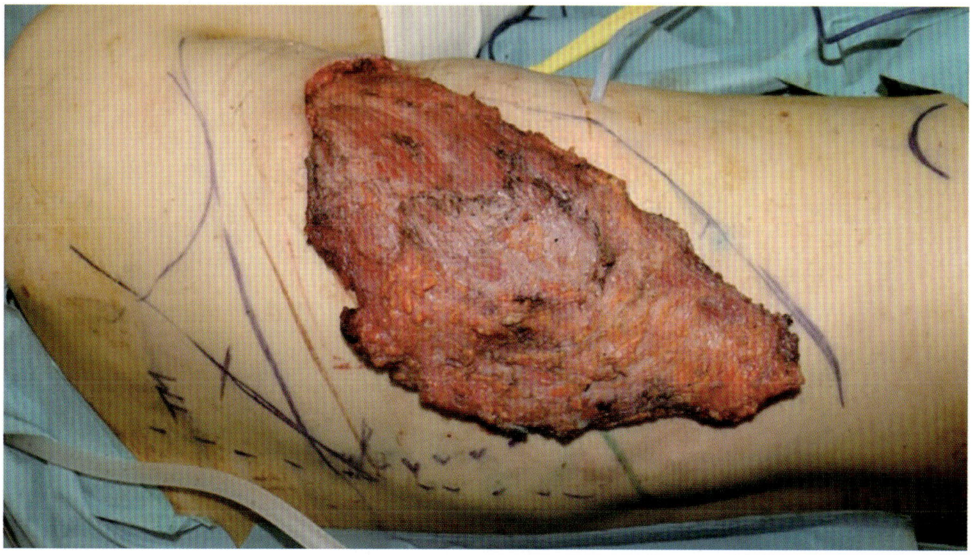

图 19–9　背阔肌获取已完成

采用背阔肌肌瓣和脂肪移植进行乳房重建

改变患者的体位为仰卧位，患者手臂外展。仅使用肌肉对乳房进行重建往往是不够的，即使是较小的胸部也不能完全填充。为了达到平衡的乳房形态，需要进行脂肪移植或假体置入。对于脂肪移植，可以从患者的腹部或大腿获取脂肪。把患者的自体脂肪置入背阔肌和胸大肌。乳房的上极通过在胸大肌中移植脂肪进行填充，而下极主要由背阔肌加置入的脂肪形成。最后缝合固定背阔肌肌瓣，通过这种方法可以填充乳房容积达到 150~200 mL（图 19–10，图 19–11）。

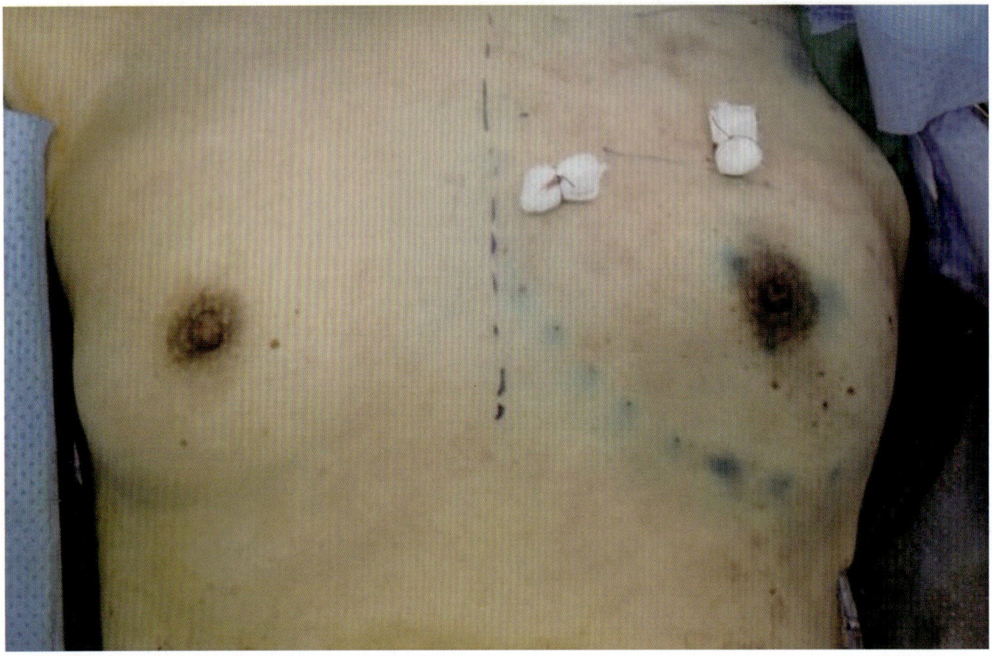

图 19–10　采用背阔肌肌瓣和脂肪移植进行乳房重建

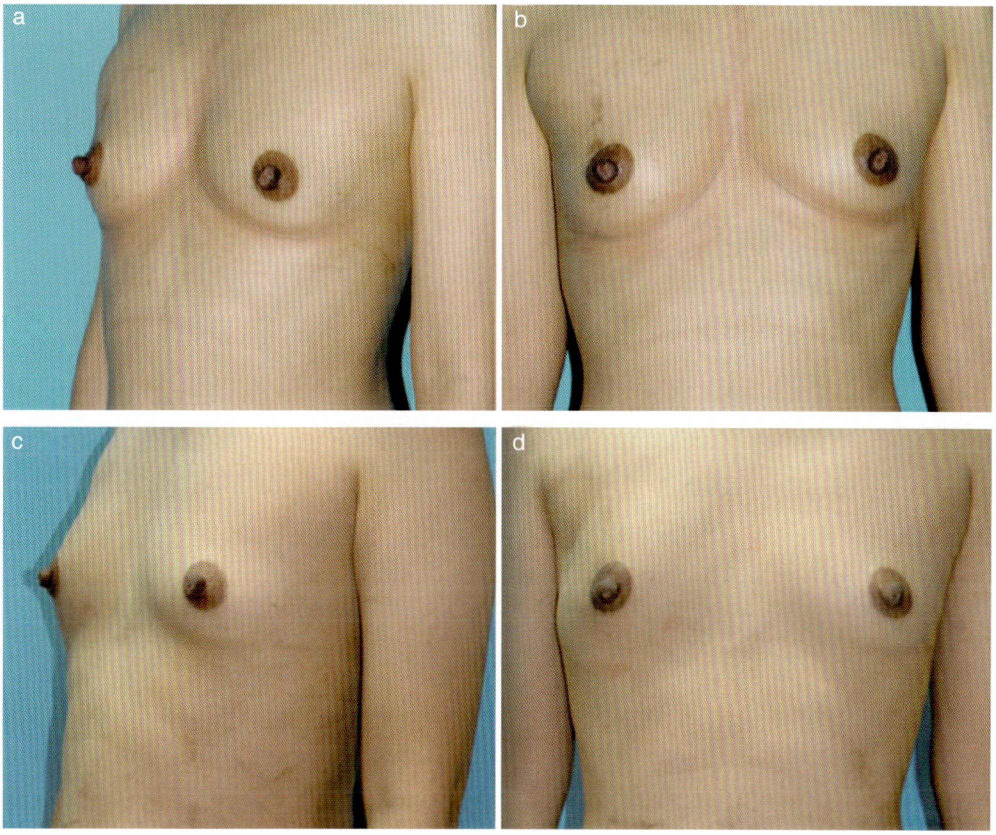

图 19-11　左乳腺癌术前（a，b）和术后（c，d）对比

参考文献

[1] Selber JC,Baumann DP,Holsinger FC.Robotic latissimus dorsi muscle harvest:a case series.Plastic and reconstructive surgery.2012;129(6):1305-1312.

20. 机器人获取腹壁下动脉穿支皮瓣

李东源（Dong Won Lee）

利用腹部组织来进行自体乳房重建的术式已朝着降低腹壁供区并发症的方向发展。1982 年，Hartrampf 首次报道了带蒂横行腹直肌（TRAM）皮瓣，随后又提出了游离的 TRAM 皮瓣[1]。后来人们又提出了保留肌肉的游离 TRAM 皮瓣，该方法通过进一步减少腹直肌前鞘的损伤，降低了腹部供区的并发症发生率。

自 20 世纪 90 年代首次提出腹壁下动脉穿支（DIEP）皮瓣以来，DIEP 皮瓣越来越受到欢迎，它目前是显微外科乳房重建手术中最常用的穿支皮瓣[2, 3]。DIEP 皮瓣中不含腹直肌和腹直肌前鞘，使得供区能够较好地保留更多组织。随着外科技术的发展，通过最大限度地降低损伤，有望降低供区部位的并发症发生率。

但是，即使在 DIEP 皮瓣提取过程中，也会不可避免地对腹直肌前鞘、腹直肌和运动神经造成损伤。为了显露腹壁下动脉，术者需要对血管蒂上方的结构进行剥离、分割和牵引。所有这些手术操作都可能导致供区并发症的发生。对于克服这些不足的解决方法，我们可以在微创手术中寻找答案，如机器人手术。

Patel 等人首次通过经腹膜前（TAPP）入路，利用达芬奇机器人手术系统获取了腹直肌[4]。之后，Gundlapalli 和他的同事报道了一例经 TAPP 入路，利用机器人获取 DIEP 皮瓣并进行乳房重建的案例[5]。Hivelin 等人发表了一篇研究，介绍了使用腹腔镜设备（非机器人系统）和完全腹膜外（TEP）入路的微创解剖 DIEP 皮瓣的方法[4]。

TAPP 入路利用了腹膜腔，而 TEP 入路则使用了腹膜前间隙，该间隙不仅狭窄，而且难以从潜在间隙转化为实际可操作的空间。因此，使用 TEP 入路的手术方法有一个漫长且陡峭的学习曲线。近年来，单孔机器人手术系统有了新的发展和优化，进一步缩小了手术空间。经 TEP 入路，利用机器人手术系统获取 DIEP 皮瓣是一个可行选择，且学习时间更短。使用单孔机器人系统进行 DIEP 皮瓣乳房重建，可以选择不同的技术途径，后面的章节将对 TEP 入路进行详细的讲解。

患者选择

在获取 DIEP 皮瓣的过程中，机器人手术系统用于剥离走行在腹直肌后方的血管蒂。腹直肌后血管蒂走行的长度越长，越适合应用机器人手术系统。另一方面，当腹直肌内走行距离较长或需要多个穿支动脉时，机器人手术系统的优势就会减弱。应用机器人系统理想的适应证是患者的血管蒂有一个较大的穿支动脉和较短的肌内走行路径（图 20-1）。

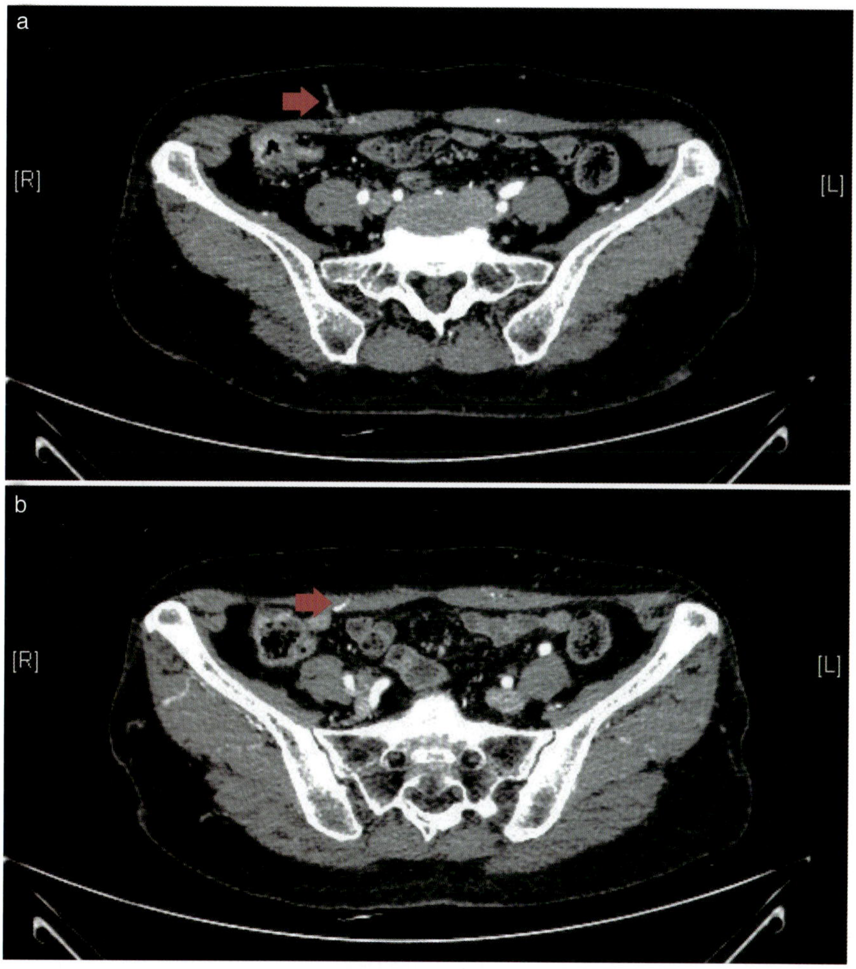

图 20-1　机器人获取 DIEP 皮瓣的理想适应证：一个大的穿支动脉和较短的肌内走行路径

参考文献

[1] Hartrampf CR,Scheflan M,Black PW.Breast reconstruction with a transverse abdominal island flap.Plastic and reconstructive surgery.1982;69(2):216-225.

[2] Koshima I,Soeda S.Inferior epigastric artery skin flaps without rectus abdominis muscle.British journal of plastic surgery.1989;42(6):645-648.

[3] Allen RJ,Treece P.Deep inferior epigastric perforator flap for breast reconstruction.Annals of plastic surgery.1994;32(1):32-38.

[4] Patel NV,Pedersen JC.Robotic harvest of the rectus abdominis muscle:a preclinical investigation and case report.Journal of reconstructive microsurgery.2012;28(7):477-480.

[5] Gundlapalli VS,Ogunleye AA.Scott K,Wenzinger E,Ulm JP,Tavana L,et al.Robotic-assisted deep inferior epigastric artery perforator flap abdominal harvest for breast reconstruction:A case report.Microsurgery.2018;38(6):702-705.

21. 腹壁下动脉穿支皮瓣手术的操作流程

李东源（Dong Won Lee）

血管蒂的选择

手术前需要用计算机体层血管成像（CTA）检查腹壁下动脉的走行路径和选择合适的穿支血管，并确认穿支血管在肌肉内部和肌肉后方走行的情况。若 CTA 提示患者血管在肌肉内部的走行长度比肌肉后方更长，则不推荐使用机器人手术系统。

在腹直肌内剥离已选穿支的血管蒂

用常规方法抬高腹部皮瓣。利用小的筋膜切口解剖预先选定的穿支血管，直到分离至穿支血管肌内走行结束的地方。不穿透腹直肌的原因是为了防止向操作空间内注入 CO_2 时出现气体泄漏。

腹膜前空间的建立

在对接机器人之前，需要将潜在的腹膜前间隙转换为实际的操作空间，以方便机器人系统进行操作。在半月线上做一个小的垂直切口。通过这个切口，用外科医生的手指或 OMS-PDB1000 球囊穿刺器（爱尔兰，都柏林，Covidien 公司）进行腹膜前钝性剥离来创造实际的操作空间，同时不要损伤肌肉或神经（图 21-1）。

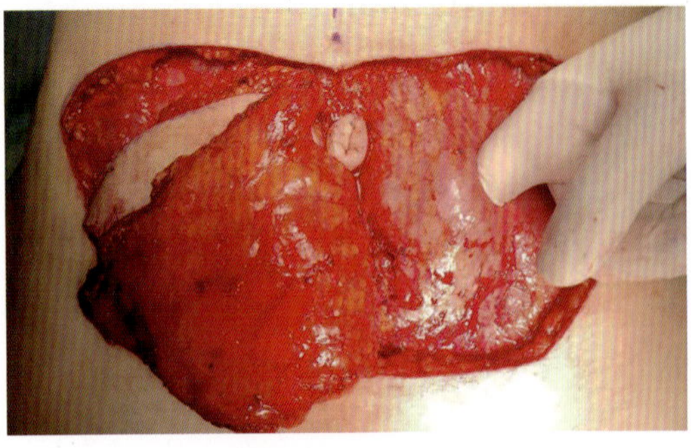

图 21-1　用手指钝性剥离腹膜前间隙

端口放置

在新的肚脐处做两个 2 cm 的“十”字形皮肤切口，用于插入直径 2.5 cm 的单孔端口。在食指的帮助下，通过筋膜直接将端口置入腹膜前间隙，以避免端口对腹膜造成损伤（图 21-2）。缝补半月线筋膜切口以防止漏气，并注入 CO_2，气体压力为 8 mmHg。

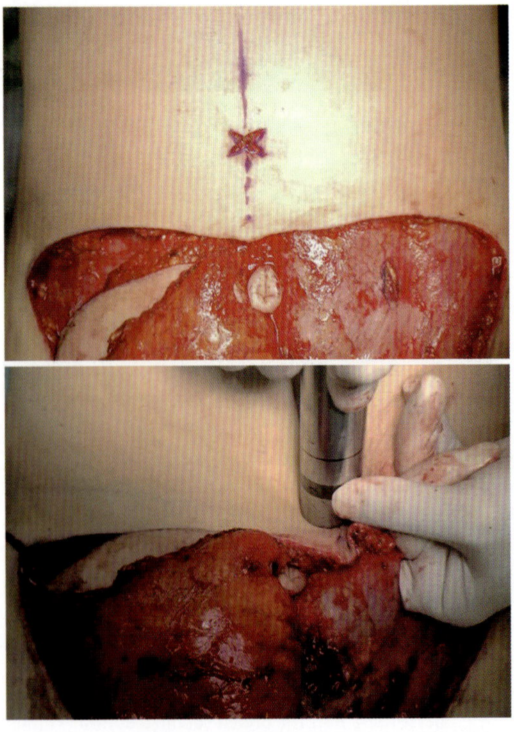

图 21-2　将单孔端口通过腹部切口置入腹膜前间隙

机器人对接和患者体位

对接机器人时，手术台调整为头低脚高位，以防止机器人手臂与患者头部或胸部碰撞（图 21–3）。机械臂的轴线对准腹股沟区域的髂外动脉。将达芬奇 SP®Maryland 双极镊（MBF）（美国，加利福尼亚州，桑尼维尔，直觉外科公司）安装在两侧的第一和第二器械驱动器中，将达芬奇 SP® 单极手术弯剪（MCS）（美国，加利福尼亚州，桑尼维尔，直觉外科公司）安装在右侧的第三器械驱动器中。摄像头对接在端口的最低位置，其他机械臂对接在端口上部，从而防止机械臂被腹壁弓状线阻挡。

机器人获取皮瓣

完成机械臂对接后，开始在腹直肌下方进行血管蒂的剥离。由于弓状线以下没有腹直肌后鞘，因此该区域更具扩展性，并且更宽的腹膜前腔隙视野有利于机器人手术操作（图 21–4）。设置为眼镜蛇模式的摄像头可以清楚地看到血管蒂周围的所有结构。游离血管蒂时扎闭所有的侧支血管，在靠近起始段附近分离并夹闭血管蒂（图 21–5，图 21–6）。

解除对接和完成皮瓣提取

机器人解除对接，并在直视下分离肌内部分的剩余附着物。最后通过筋膜切口提取血管蒂（图 21–7）。在机器人操作结束后，手术继续以标准的方式进行。

图 21–8 展示了一例左乳腺癌患者手术前后的对比图片。

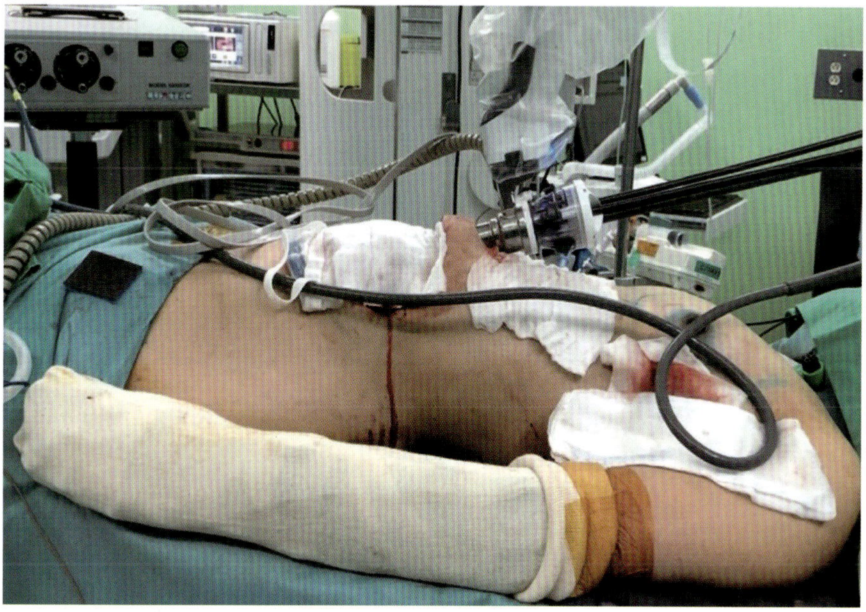

图 21–3　机器人对接和头低脚高位

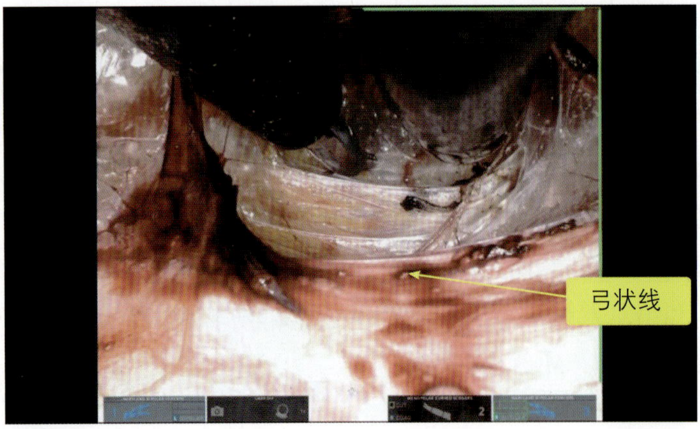

图 21-4　弓状线以下更宽的视野

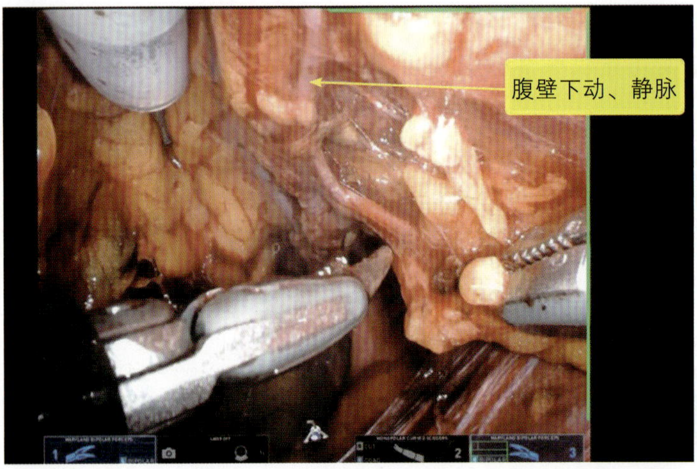

图 21-5　扎闭侧支血管

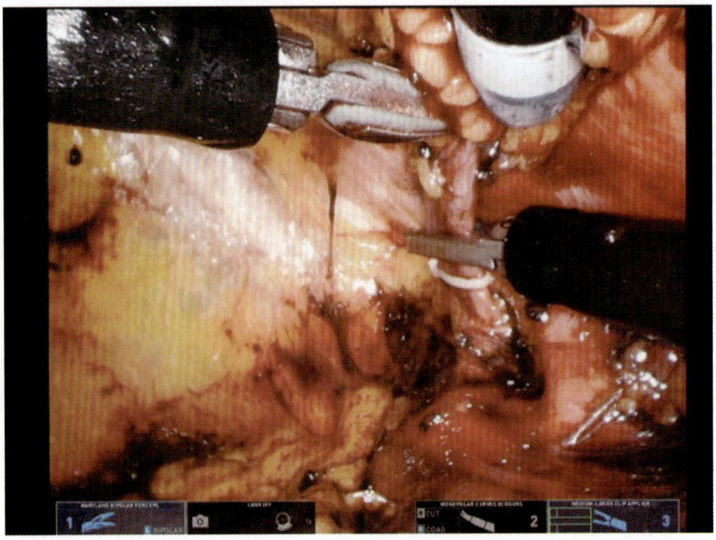

图 21-6　分离血管蒂

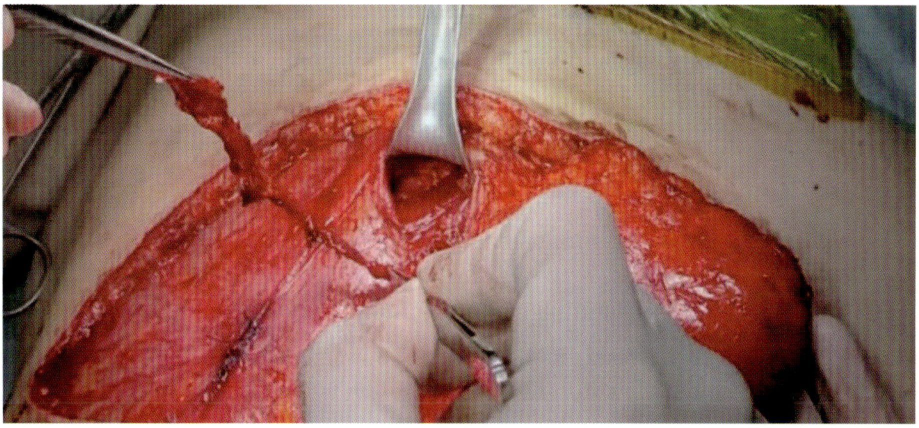

图 21-7　通过筋膜小切口提取血管蒂

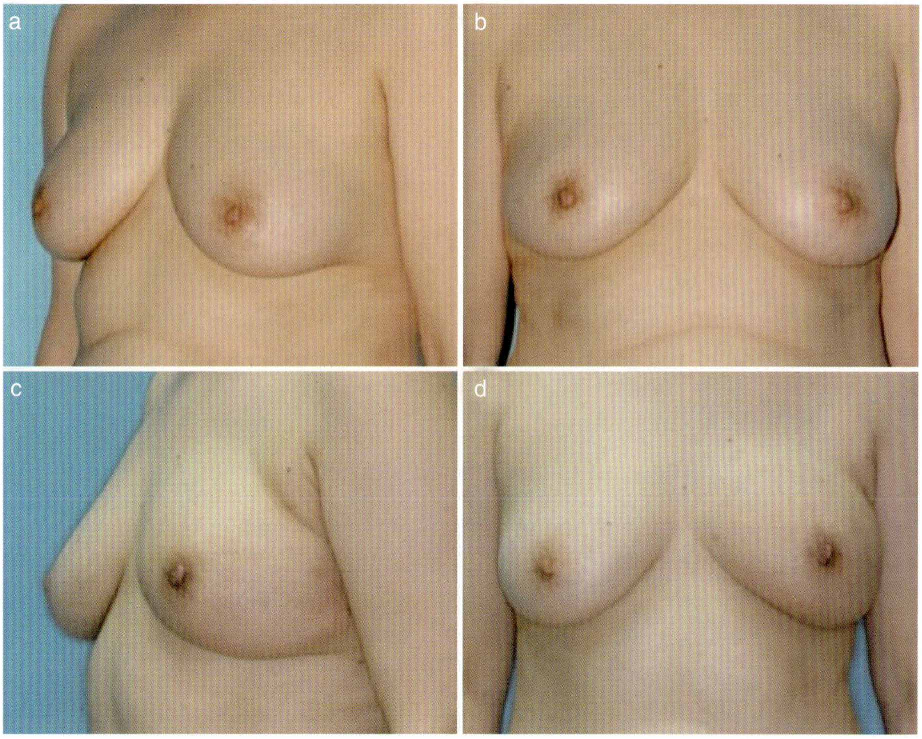

图 21-8　a，b. 术前图片（左乳腺癌）；c，d. 术后图片，图 c 展示了 RNSM 的术后切口，图 d 展示了术后良好的 RNSM 美容效果

附录

使用多端口机器人手术系统（达芬奇 Xi）的充气法机器人保留乳头乳晕的乳腺切除术标准操作流程 1.0 版本

李海敏（Haemin Lee），李智雅（ Jeea Lee），朴炯硕（Hyung Seok Park）

操作流程	细节
1. 体位 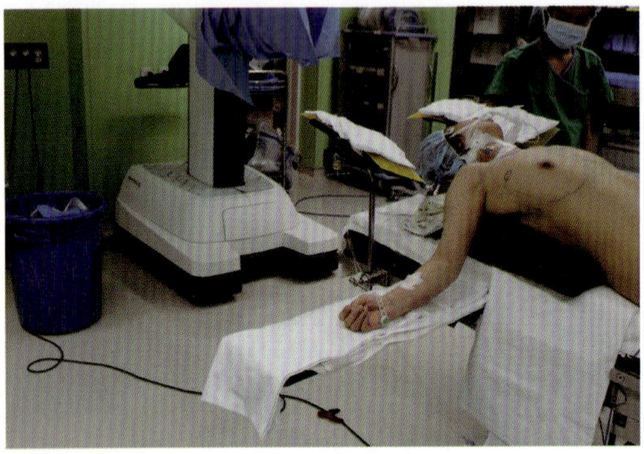	把患者移到手术台的边缘，使用垫子抬高躯干 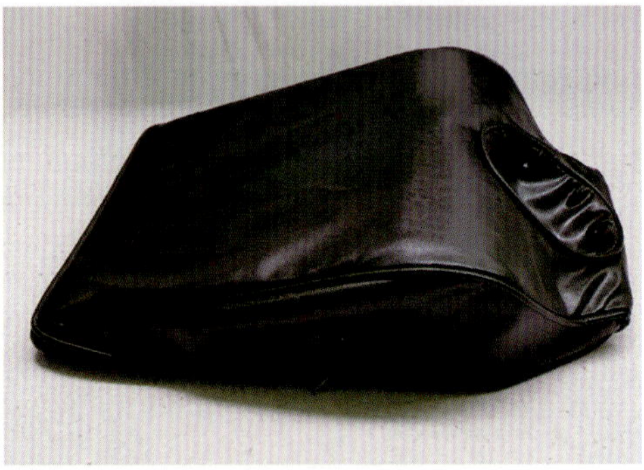 患者双臂外展，将手臂支架安装在手术台一侧，以便术中可以将手臂举过头顶（支架上使用凝胶垫予以适当支撑，防止出现压疮）。调整支架的位置，或在患者的脸上使用防护带，防止支架碰到患者的脸部 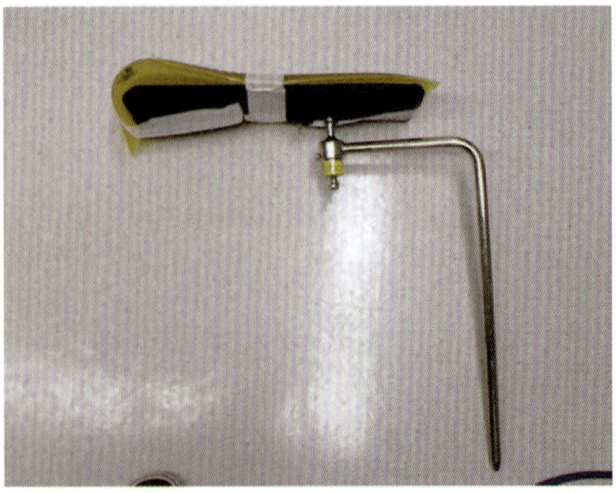

注意事项	核对清单
在头部下方放置足够的垫子或床单，以保持颈椎和呼吸道处于合适的位置（这是为了防止机械臂被手臂支架或手术台挡住。同样，把护垫从手臂板上取下，让手臂以一个角度下垂以使得肘部稍微弯曲） 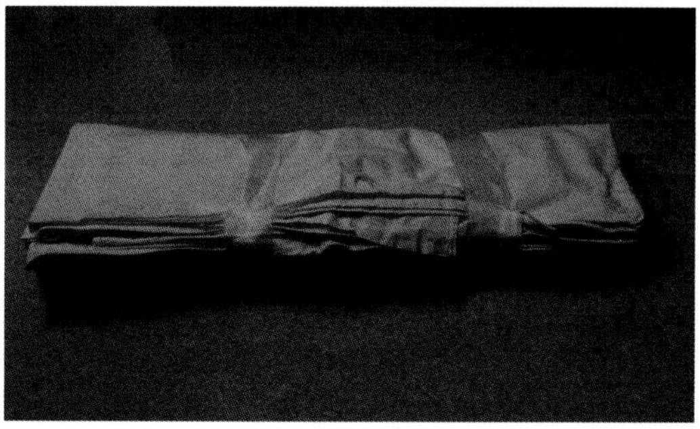	□垫子放置好了吗？ □患者身体的同侧边缘是否已位于手术台边缘？ □手臂支架安装好了吗？ □脖子是否没有伸得过长？

操作流程	细节
2. 铺巾	以 90° 的角度展开手臂板，并用无菌铺巾覆盖。手术的其余部分与传统乳房切除术相似 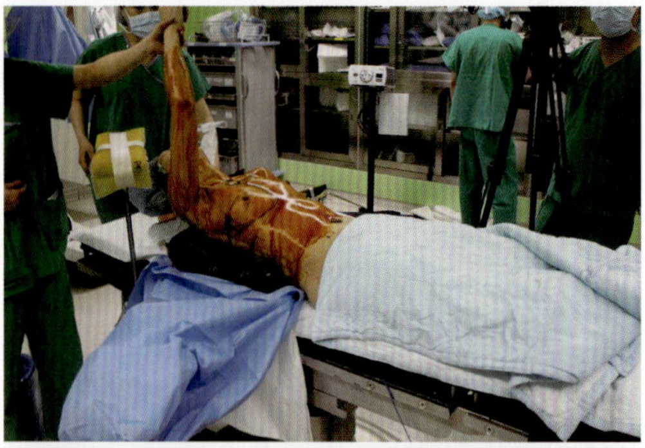 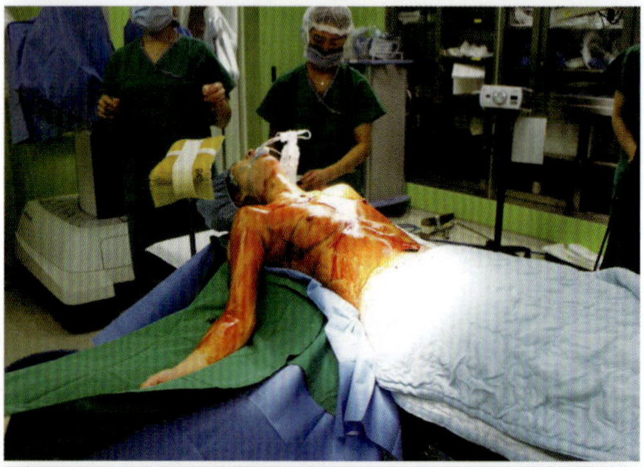 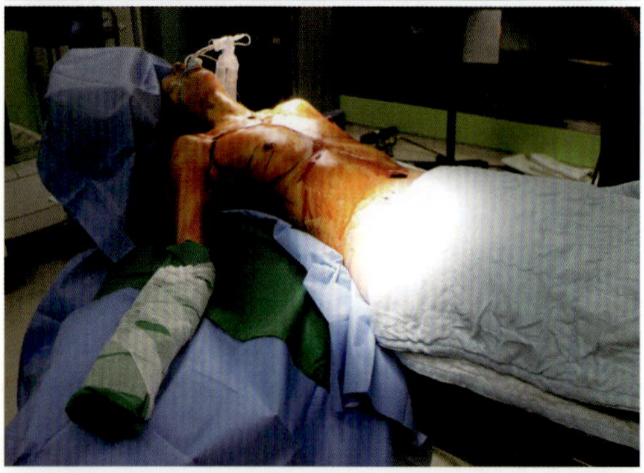 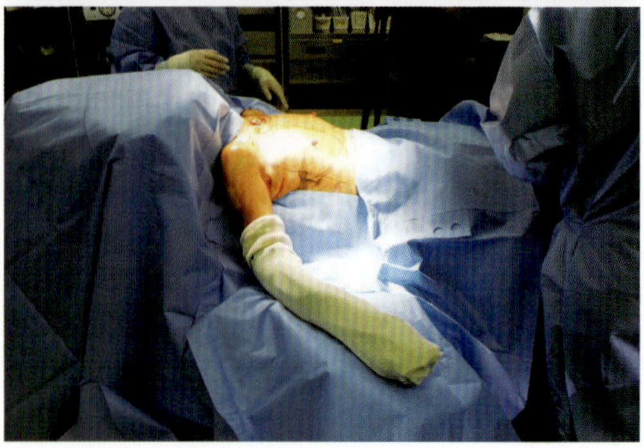

注意事项	核对清单
遮盖手臂板，防止污染	□铺巾是否完成且未被污染？

操作流程	细节
3. 标记边界和注射染料 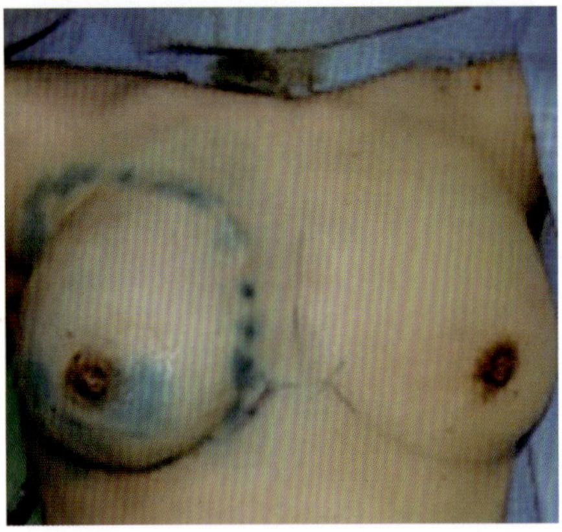	使用蓝色染料进行前哨淋巴结活检（SLNB）和标记边界。小心地在乳头 - 乳晕复合体（NAC）周围注射蓝色染料（如靛蓝胭脂红、异硫丹蓝），并从 12 点钟方向开始，每隔 1 点钟在乳腺边缘注射染料 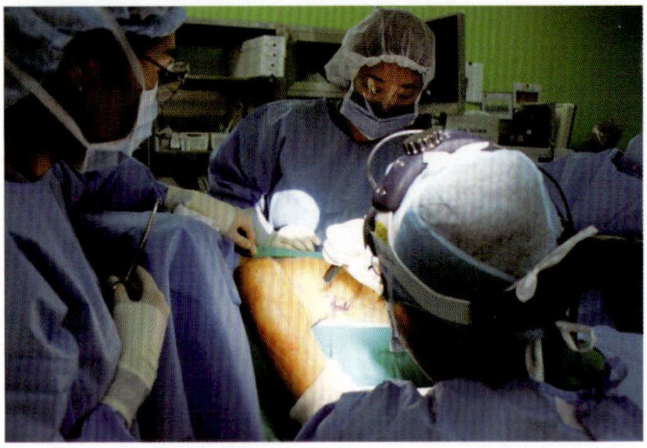
4. 切口 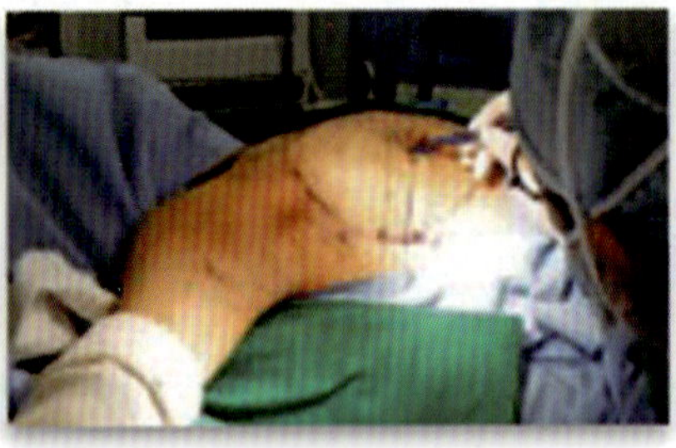 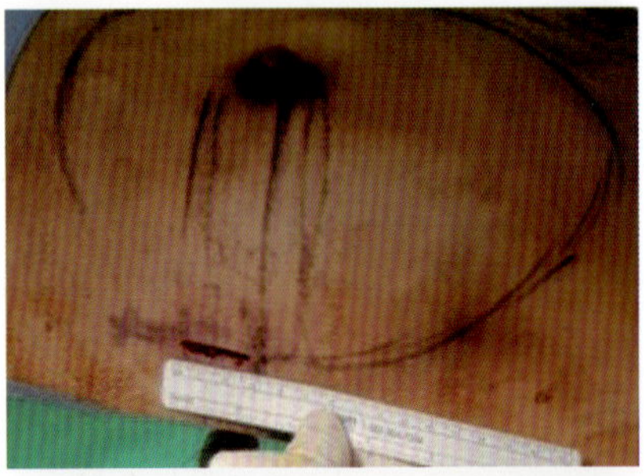 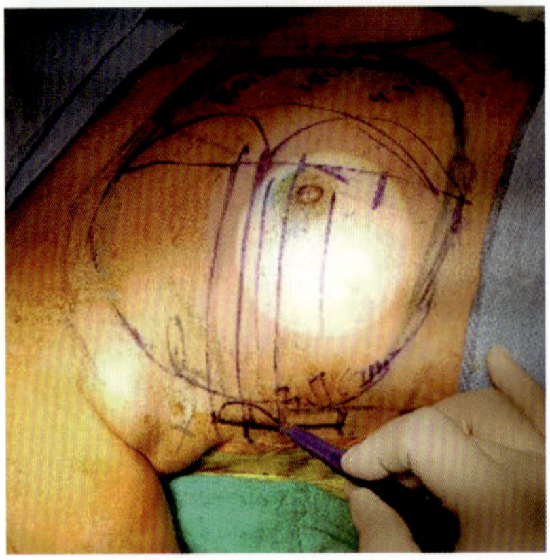	将手术台调整到术者的视线水平，将手术侧向上倾斜 15° ~20° 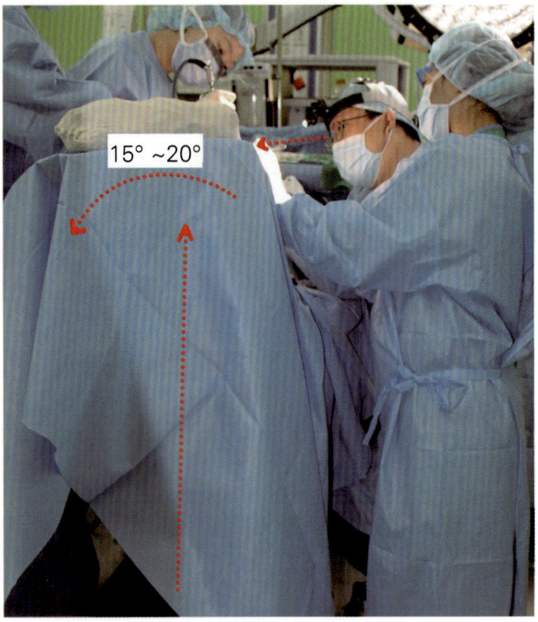 切口一般为 4 cm，与多孔手术大小一致。可根据 PORT 大小和乳房体积调整切口至 2.5~6 cm 在腋中线和腋前线之间，平 NAC 外侧做纵行切口也可以在乳房垂直长度中点的侧面（图中红色箭头）做切口

<table>
<tr><th>注意事项</th><th>核对清单</th></tr>
<tr><td>使用粗注射器有出现气胸的风险，因此不建议使用。建议使用薄而短的 1 mL 注射器（26 G）。请警惕一种罕见的蓝色染料过敏反应。SLNB 也可以通过放射性同位素方法进行</td><td>□在 SLNB 和标记边界时，是使用 26 G 注射器进行注射的吗？
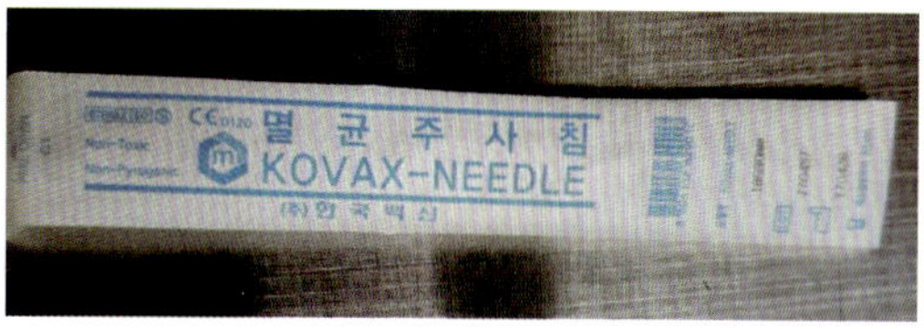
</td></tr>
<tr><td>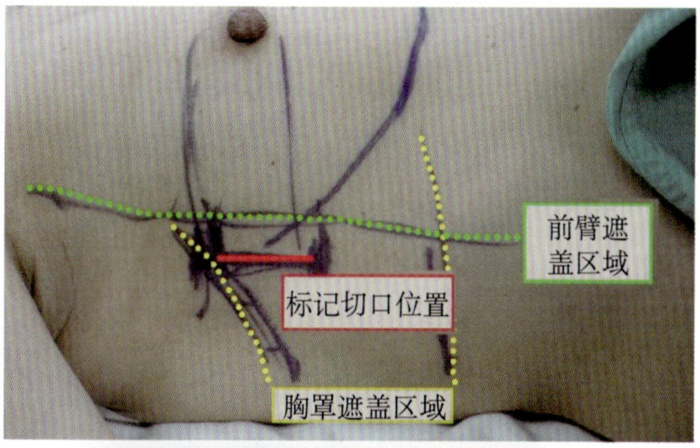

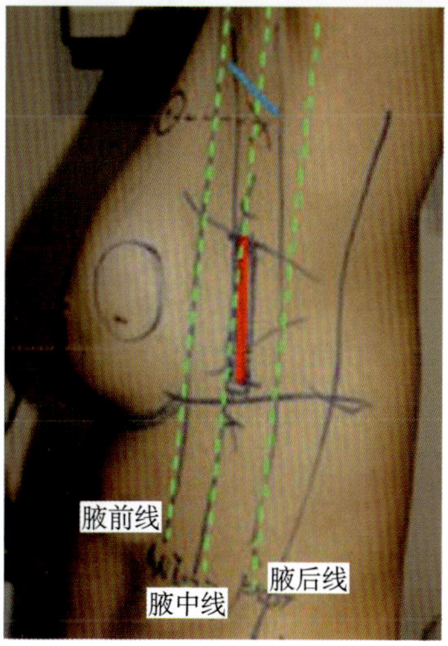

在手术前，考虑到胸罩线和患者穿着胸罩时自然放下手臂的位置，有必要画出切口线。如果可能的话，尽量把切口线放在可被手臂和胸罩遮盖的地方。术前使用伽马探测仪确定实施 SLNB 的位置，并确认该位置与切口的距离</td><td>□手术台升高并倾斜了吗？
□术前是否已用伽马探测仪确定腋窝热点区？
□ SLNB 时是否估计过切口的位置和大小？
□切口大小是否在切开前用尺子测量并记录了？</td></tr>
</table>

操作流程	细节
5.SLNB	切开切口行 SLNB 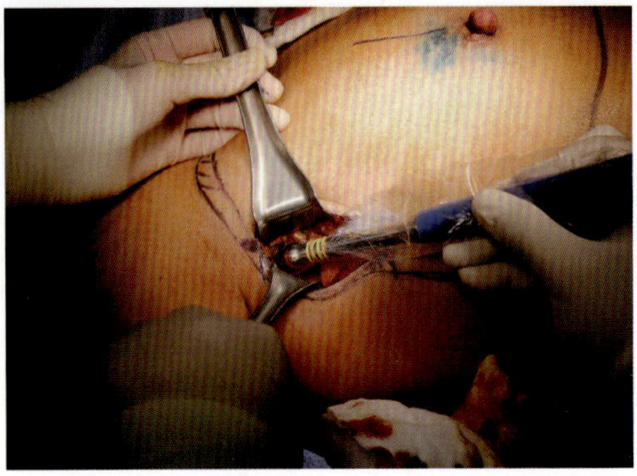
6. 建立操作空间 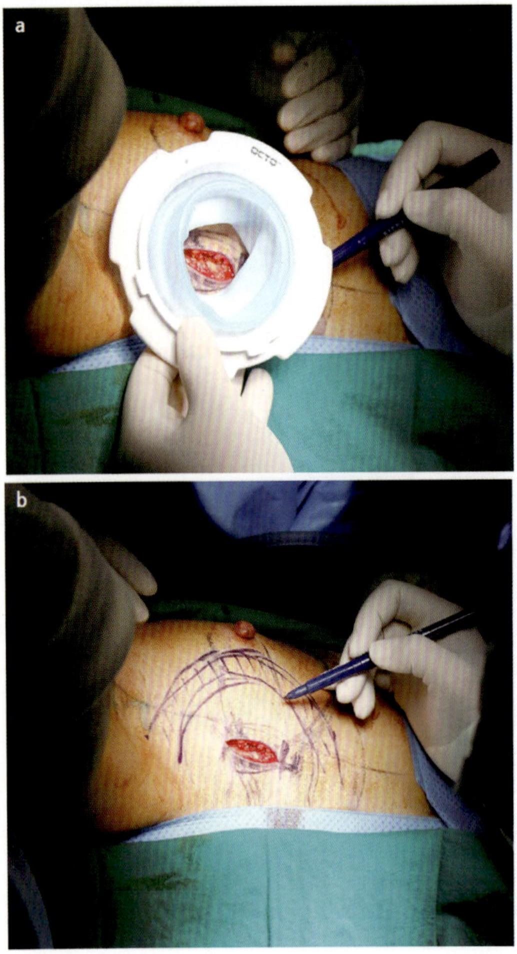	先画出操作空间的假想半圆线，半径为切口保护套直径的 1.5~2 倍，再手工制作分离操作空间皮瓣 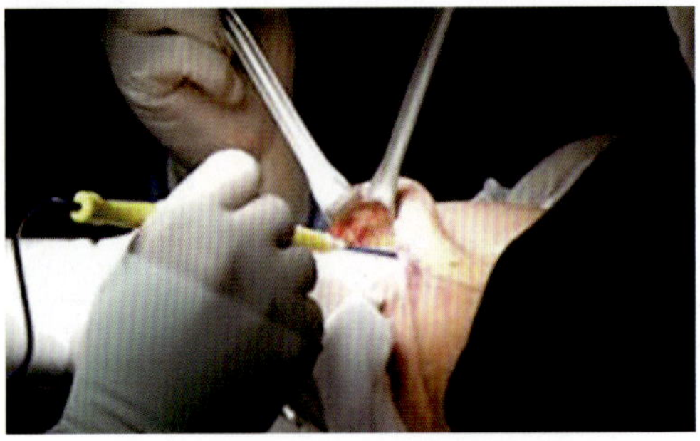

注意事项	核对清单
	□ SLNB 是否成功?
从操作空间的侧边向上、下极方向延伸	□操作空间是否接近乳头，是否位于假想半圆线下方? □操作空间是否接近乳房上方（左乳 12~1 点钟方向），胸大肌的外侧边界是否已确定? □操作空间是否接近乳房下方（左乳房 5 点钟方向），胸大肌的外侧边界是否已确定? 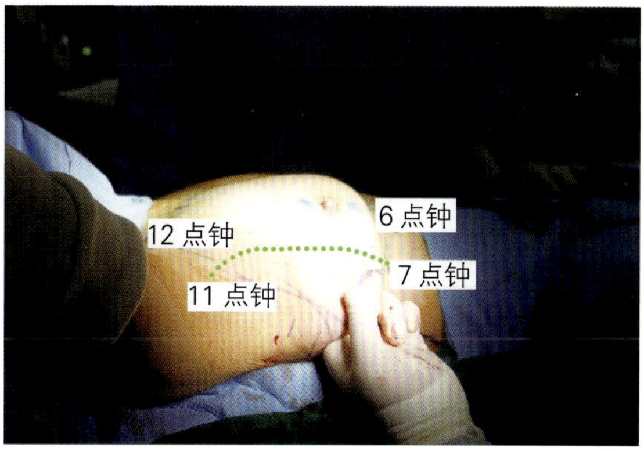

操作流程	细节
7. 分离乳腺后间隙，建立操作空间 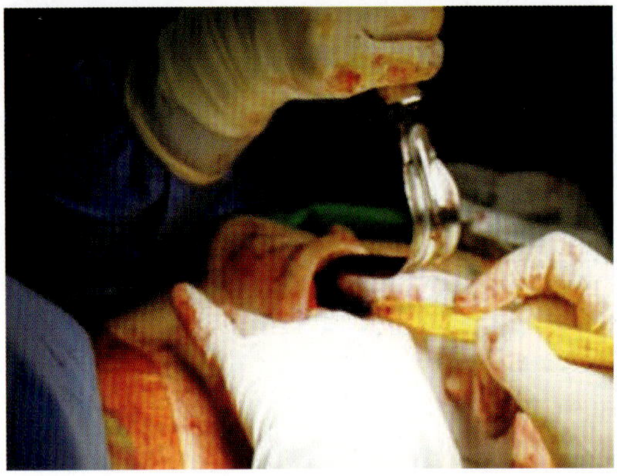	从乳房外侧边界开始找到乳腺后间隙 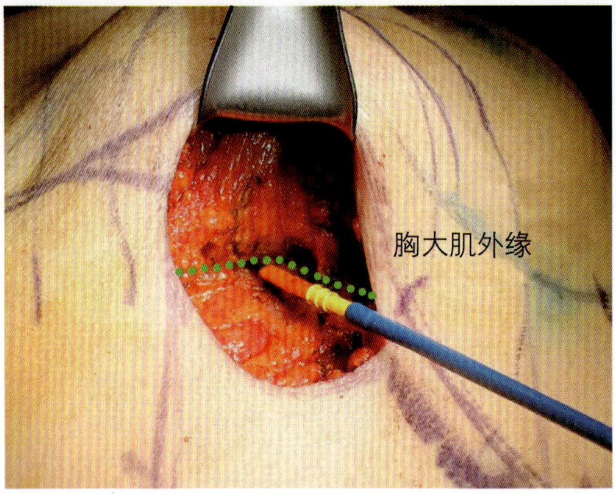 机器人对接前，几乎可以完全分离乳腺后间隙。一名助手站在对侧，用光源拉钩提起乳房 ▼光源拉钩 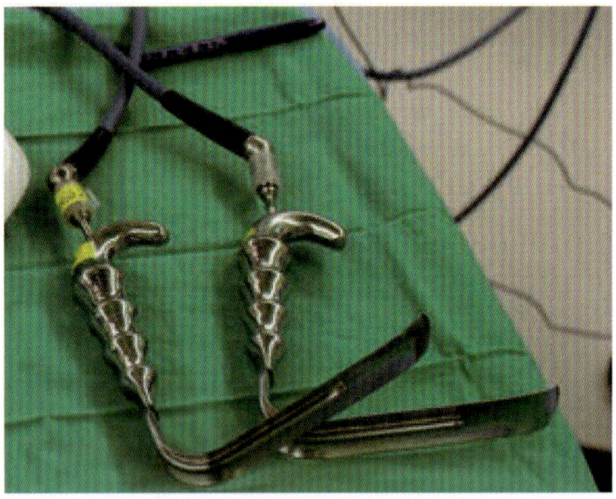 对上、内、下边界进行尽可能多的解剖。如果可能的话，分离到可以看到注入染料的地方 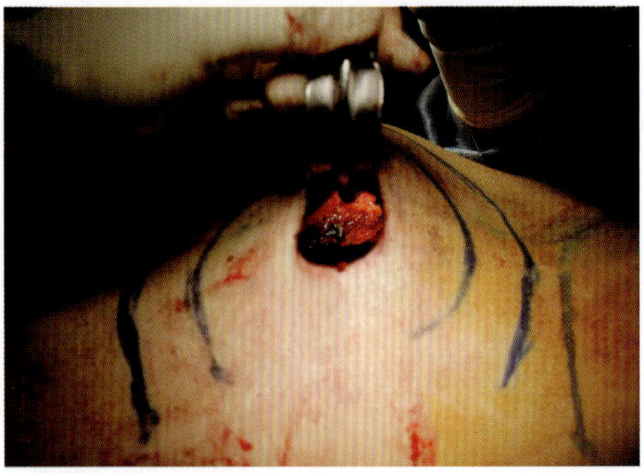

注意事项	核对清单
请确保你的解剖平面是乳腺后间隙，而不是胸肌间间隙。有时，初学者会混淆这个解剖平面 充分分离从乳腺腋尾部至乳腺 6 点钟方向的下极边界，这样更容易进行机器人对接 用多孔机器人系统可能不容易抵达这个区域	□是否确定分离的平面是胸大肌表面的乳腺后间隙? □乳腺后的上、内、下边界是否已被尽可能多地分离?

<table>
<tr><th>操作流程</th><th>细节</th></tr>
<tr><td>8. 注射肿胀液</td><td>用长针或气腹针在皮瓣下均匀注射 200~400 mL 的肿胀液（由1000 mL 生理盐水、200 mg 利多卡因和 1 mg 肾上腺素制备而成）
▼长针
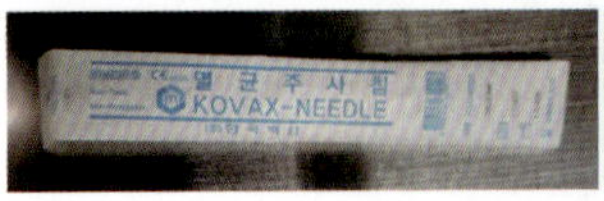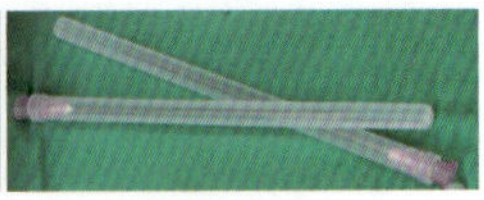
▼气腹针
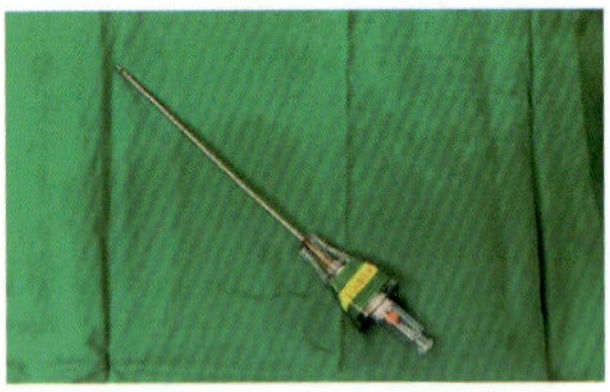</td></tr>
<tr><td>9. 隧道法分离皮下层次
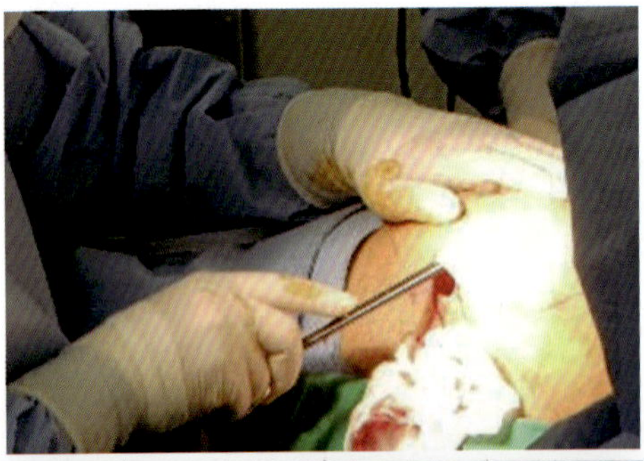
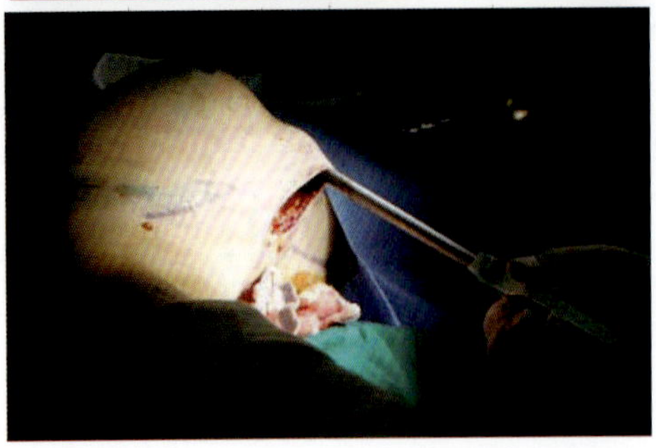</td><td>使用 Metzenbaum 剪刀或血管隧道器在皮瓣下进行分离
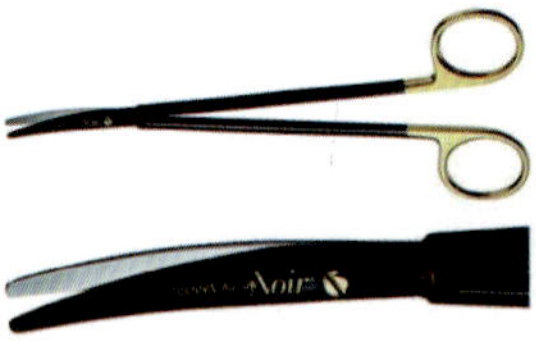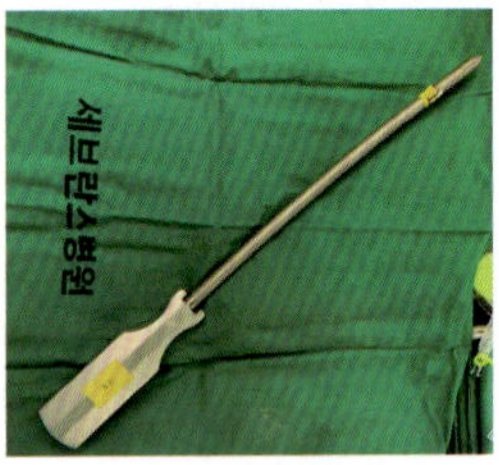
从 NAC 的一侧分离到另一侧，而不是直接在 NAC 的下方分离，以便于在对接后探查乳头。建立隧道后，轻轻地从乳房挤出肿胀液
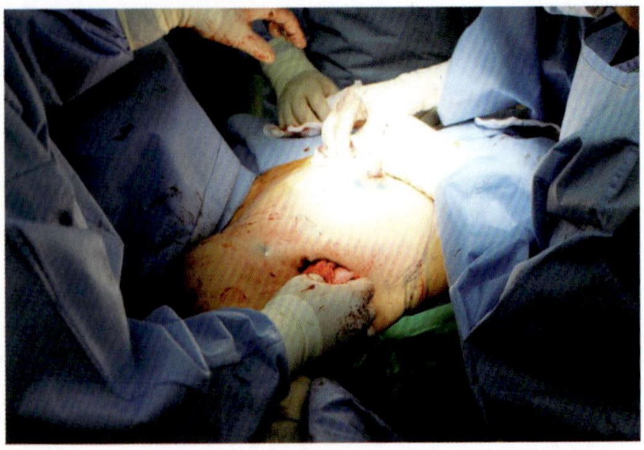</td></tr>
</table>

注意事项	核对清单
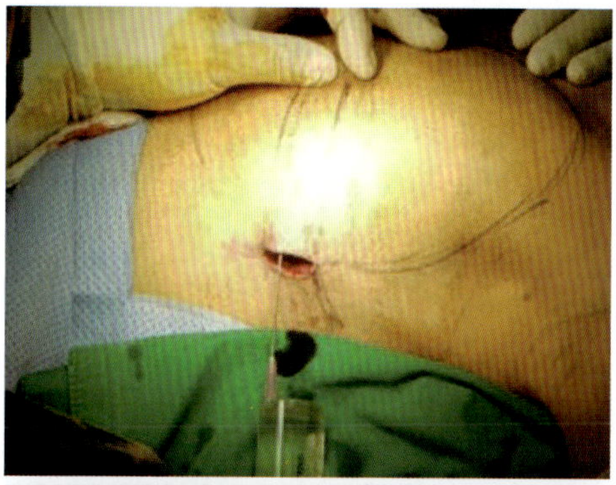 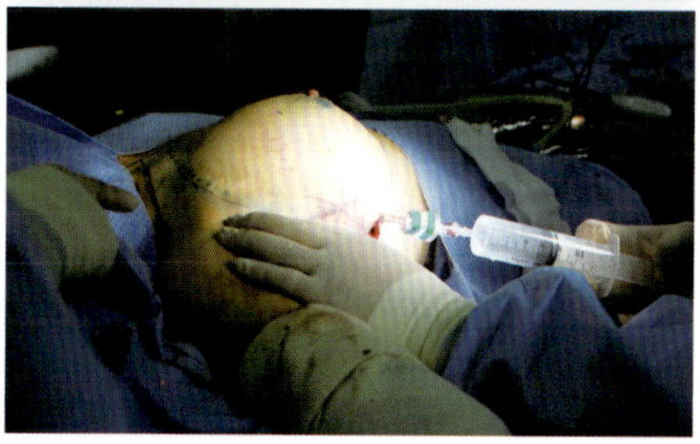	□肿胀液的配制是否正确？ □是否均匀地注射了肿胀液？
注意皮瓣不要太薄 注意不要过度挤压，避免挤压肿瘤	□是否使用剪刀或血管隧道器分离皮瓣到乳腺边缘了？ □乳头－乳晕复合体两侧都已建立隧道了吗？ □隧道皮瓣的厚度是否合适？

<table>
<tr><th>操作流程</th><th>细节</th></tr>
<tr><td>10. 安装单孔端口 PORT 装置和戳卡
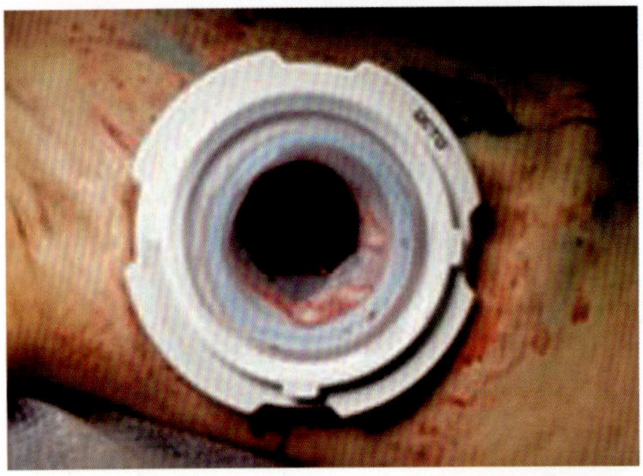
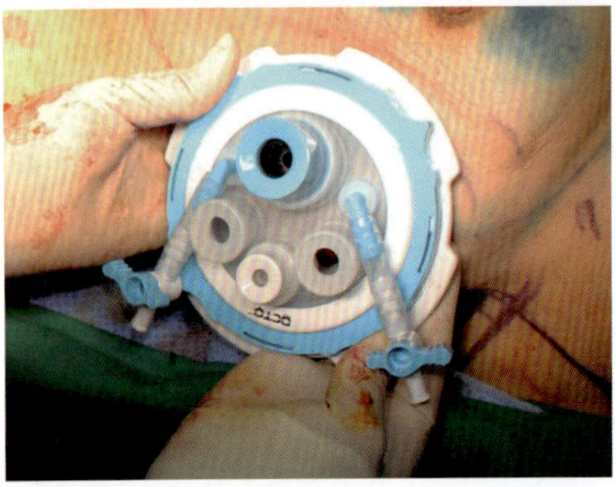
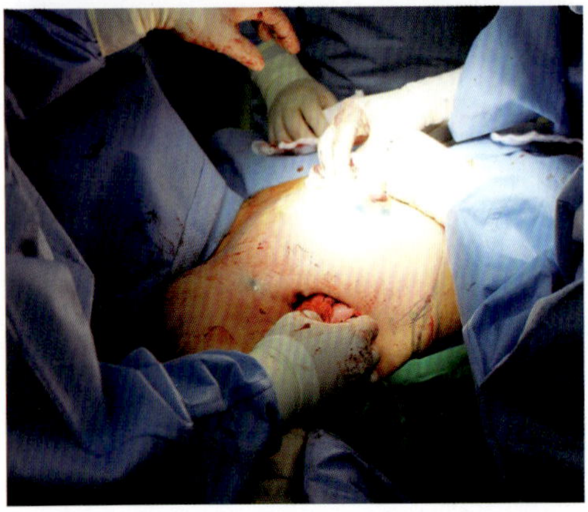</td><td>将单孔端口设备（如 UNI-PORT）连接到切口并将戳卡插入该端口。摄像头机械臂位于中间，器械机械臂位于两侧。连接 CO_2 气阀，注入 CO_2，压力为 8 mmHg
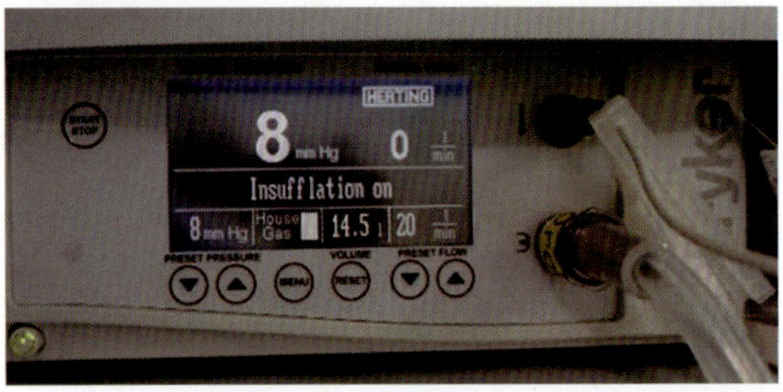

单孔端口 PORT 装置
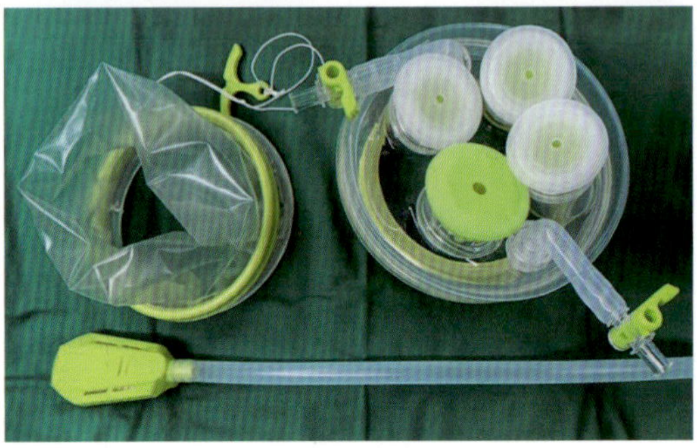</td></tr>
</table>

注意事项	核对清单
使用 OCTO™ 单孔套口时，要调整套管的大小，去掉白色的塑料盖 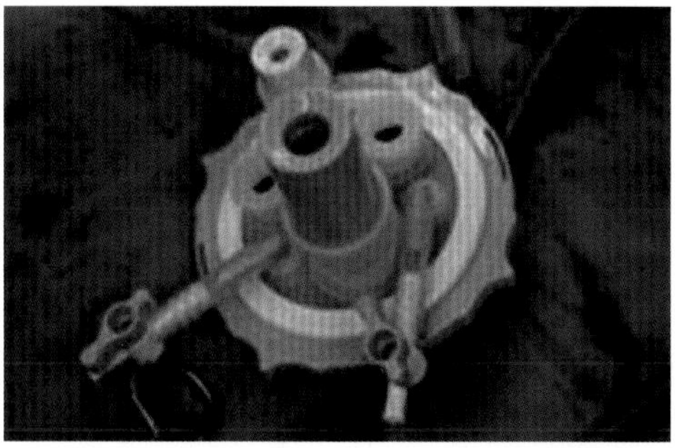	□使用 OCTO™ 单孔套口时，白色塑料盖是否已移除？ □单孔端口设备的切口保护套是否正确插入？ □切口保护套的外环与操作空间之间是否有足够的距离？（相距 5~10 cm） □最大的内窥镜端口（即 OCTO™ 单孔套口的蓝色连接部分，UNI-PORT 的绿色连接部分）是否位于上方，三个白色端口是否位于下方？ □每个机器人戳卡是否已固定，使远程中心的中间粗线位于连接部分内？ □气体的压力是否合适？ □充气是否成功？皮瓣内是否充满了气体且良好膨胀？

操作流程	细节
11. 机器人对接 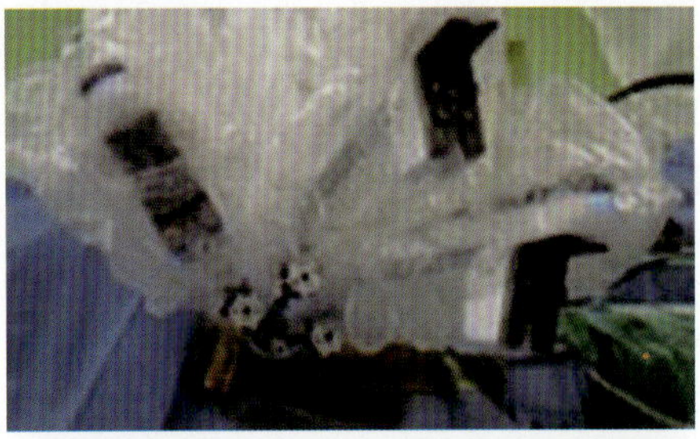 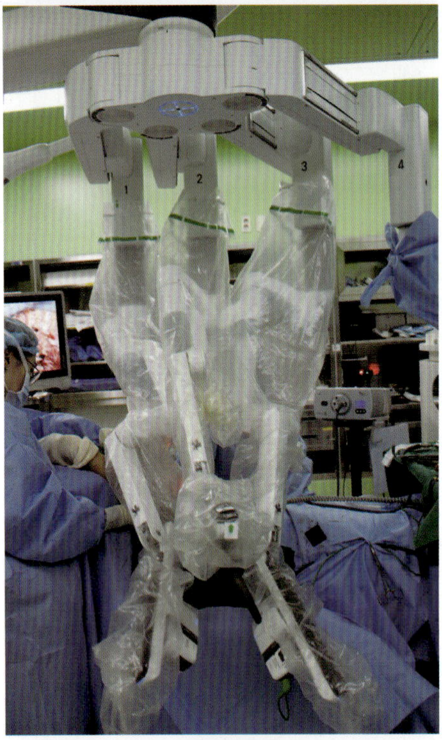 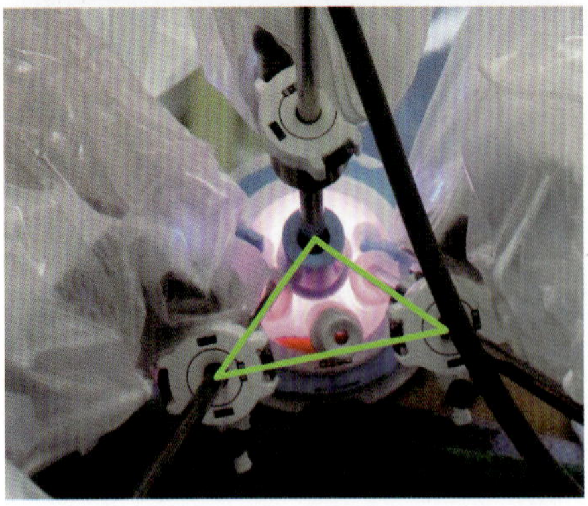	在对接前，将托手板折叠并内收固定，或将其拆下。固定手臂或将其放在头部上方的支架上。在多孔机器人系统操作时，笔者更倾向于将控制中心的绿色“十”字从摄像头端口调整到戳卡远端中心的中间粗线，而不是瞄准 PORT 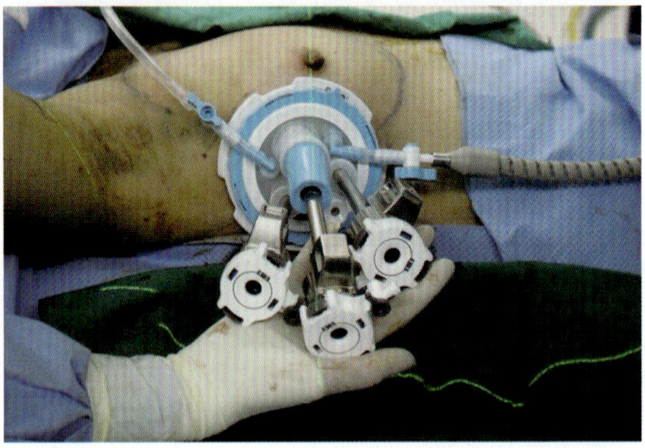 将控制中心的绿色横线放在乳头处的水平直线上 首先，插入摄像头 左手放置 ProGrasp® 镊，右手放置单极弯剪 核对双手的器械是否插好 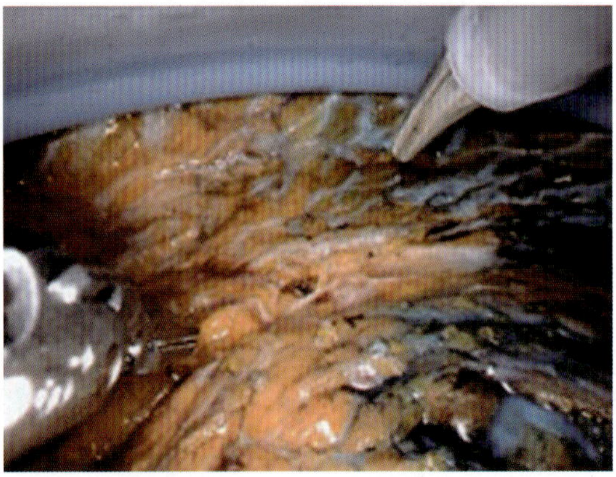

注意事项	核对清单
当患者手术平台靠近手术床时，注意不要与患者的头部或身体相撞。对接开始时，将摄像头保持在朝上 30° 处，这有助于分离皮瓣 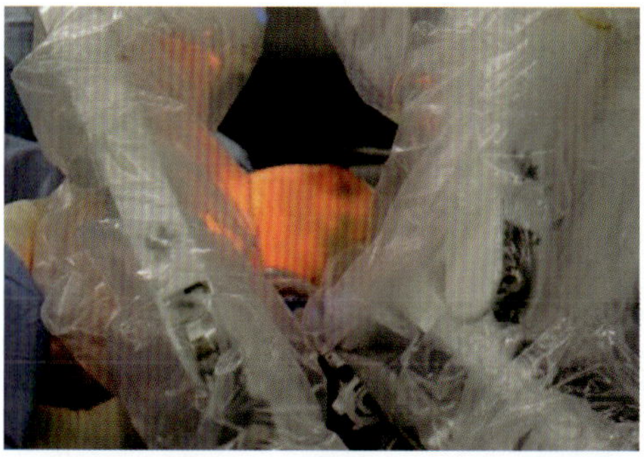 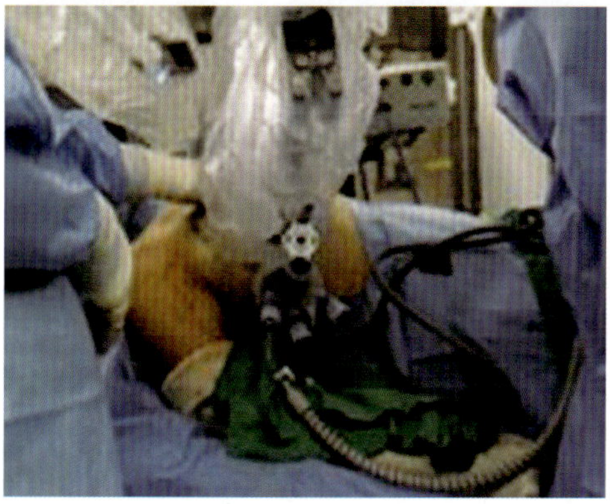	□控制中心的绿色“十”字是否设置在机器人戳卡的中间粗线上？ □控制中心的绿色横线是否与乳头在同一水平？ □对接前操作空间内有无异物 (如胶带、纱布等) ？ □摄像头是否在向上 30° 的角度？ □双手的器械是否安装正确？

<table>
<tr><th>操作流程</th><th>细节</th></tr>
<tr><td>12. 朝乳头方向剥离皮瓣</td><td>移动摄像头，找到皮瓣下的隧道位置。朝乳头方向进行皮瓣分离。操作时台上的助手必须仔细观察，以确保没有皮瓣损伤
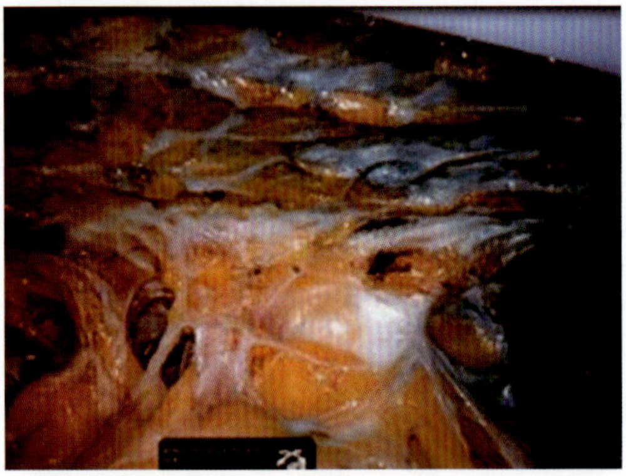
▼助手视角
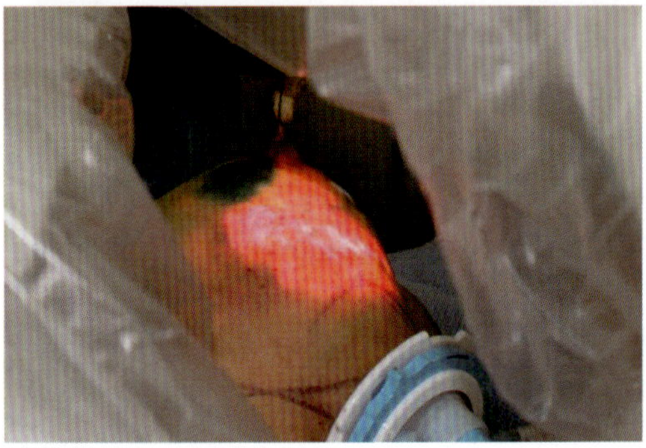</td></tr>
</table>

注意事项	核对清单
安装摄像头时，将切口保护套的内环尽可能向上拉，将摄像头插入操作空间 操作时术者可以在镜下观察到隧道位置。以这个厚度作为参考，调整并确定皮瓣的厚度	□通过移动摄像头检查过皮瓣了吗？ □摄像头插入后，能清楚地看到隧道位置吗？ □镜下应该看到的是皮瓣下的隧道，而不是乳腺后间隙

操作流程	细节
13. 乳头 - 乳晕复合体（NAC）切缘活检 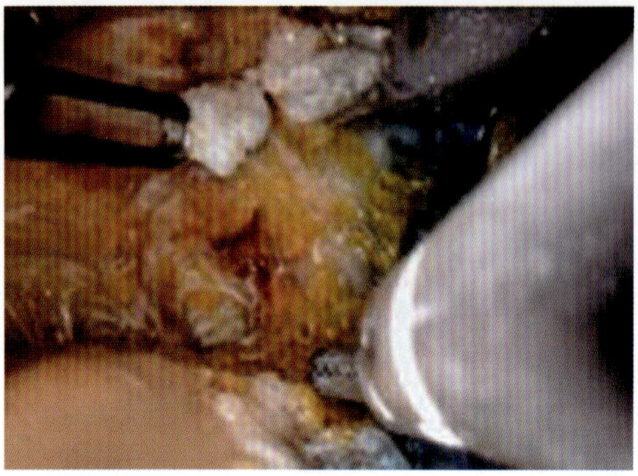	当镜下看到 NAC 的白色纤维组织时，助手在体外将乳头缝合并向上牵拉。术者对 NAC 的两侧和底部组织进行剥离 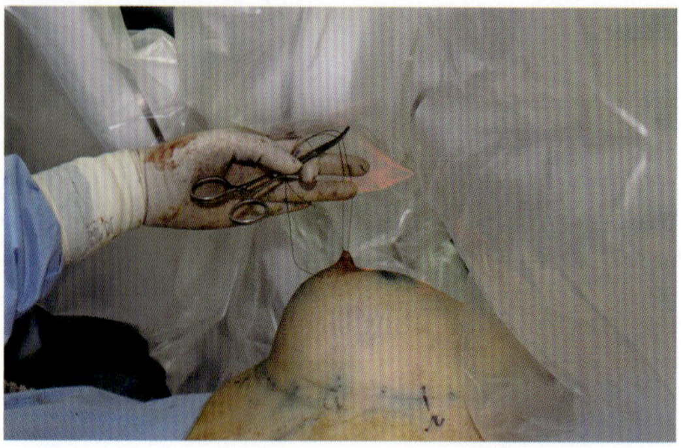 当乳晕下组织全部暴露时，助手按压乳头，验证乳头的精确位置 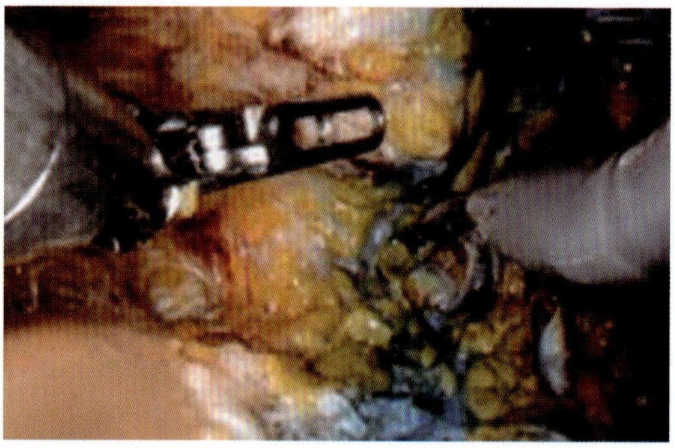 检查乳头的位置，钳夹乳头的同时，使用右手的剪刀进行剥离，以获得乳头内核组织。助手通过将剩余的戳卡插入另一个内镜抓钳，取出乳头内核组织并将其送快速冰冻病理活检
14. 朝乳房内侧方向剥离皮瓣 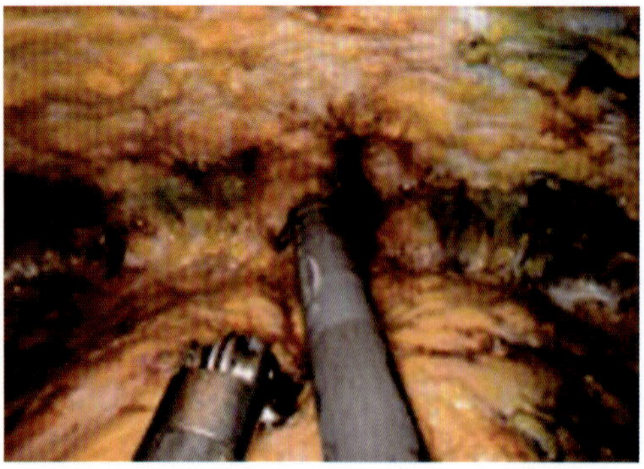	继续向内侧方向剥离皮瓣。由于乳腺实质呈圆顶状，术者视线可能会被乳腺实质遮挡。此时可以更改为摄像头朝下 30° 。一直分离探查到乳腺边界上所有的蓝色染料注射部位

注意事项	核对清单
在进行 NAC 解剖时，如果看到 NAC 纤维组织末端的黄色皮下脂肪，这意味着已经越过了 NAC	□是否已经确认了 NAC？ □助手是否向上牵拉了 NAC？ □解剖乳晕下组织时，是否发现了内侧的黄色皮下脂肪？ □是否获取了足够的乳头内核进行冰冻活检？ □助手是否安全地取出了乳头内核组织？ □ NAC 后方切缘冰冻活检是阴性吗？
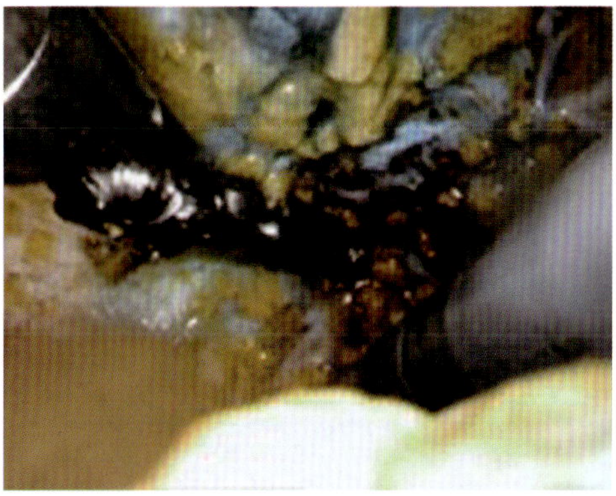	□当视线被乳腺组织遮挡时，是否将摄像头的位置改为向下 30° 了？ □是否确定分离到所有的边界了？

<table>
<tr><th>操作流程</th><th>细节</th></tr>
<tr><td>15. 完全游离乳腺实质
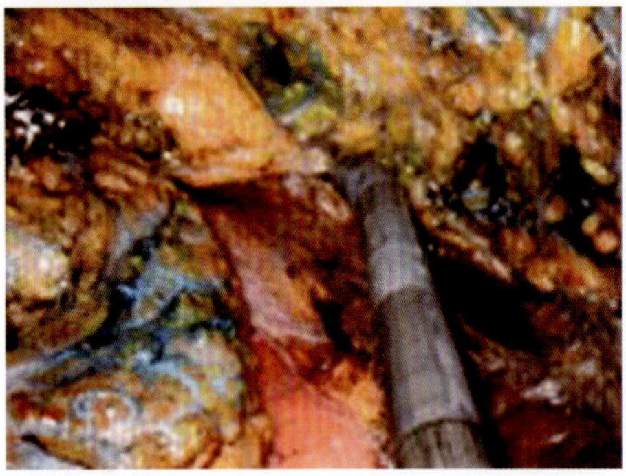</td><td>用左手机械臂牵拉腺体
自内下象限乳腺边界向内上分离，或者从内上象限乳腺向内下分离
当乳腺实质与边界完全分离时，将摄像头切换回朝上 30° 的位置
检查皮瓣情况，确认无活动性出血，撤出机器人</td></tr>
<tr><td>16. 取出标本
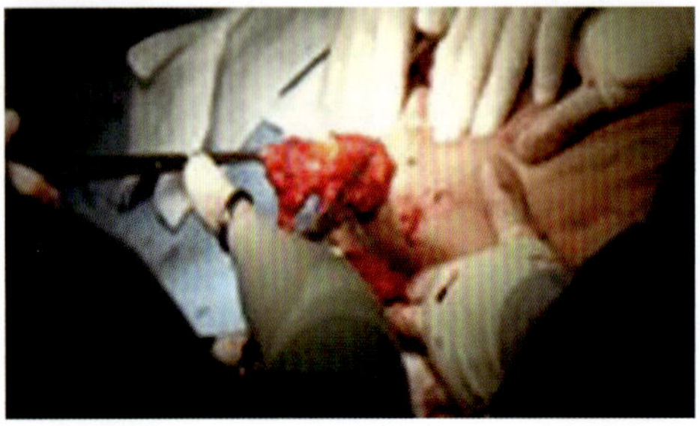</td><td>通过切口取出标本
观察标本，检查肿瘤的位置
确保标本切缘完好</td></tr>
<tr><td>17. 彻底止血和冲洗</td><td>撤出机器人后，术区彻底止血和冲洗。测量切除乳腺组织重量</td></tr>
<tr><td>18. 乳房重建</td><td></td></tr>
</table>

注意事项	核对清单
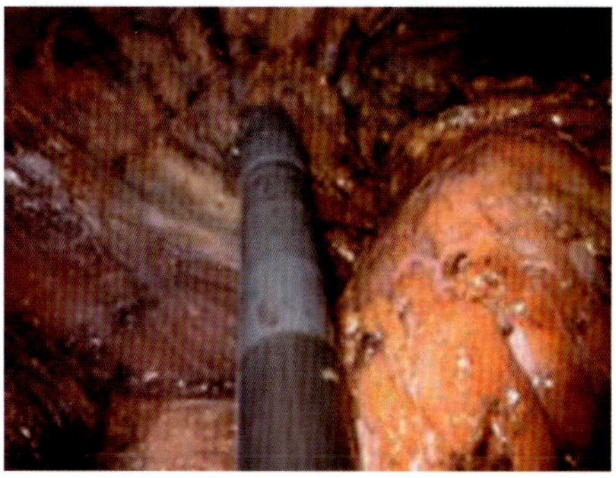	□是否正确牵拉了乳腺实质？ □乳腺实质是否已完全分离？ □术区是否有出血？ □皮瓣有无损伤或出血？
如果标本太大而无法取出，则移除 PORT，然后延长切口长度以取出标本	□标本是否被完整取出？ □如果延长切口，是否记录了最终切口长度？ □术区是否遗漏器械或其他异物？ □标本的内、外、上、下、前、后边缘是否完整？ □如果肿瘤距离标本边缘较近，是否根据术中情况，进行了冰冻病理的确认？
	□是否止血成功？ □有关手术的所有重要细节是否已确认并记录？ □手术标本的重量是否已经测量？